JAK NA TO

DESETIMINUTOVÝ PROGRAM PRO PĚKNOU POSTAVU

BODYTRAINER

BŘICHO, PÁS A BOKY

SABINE LETUWNIKOVÁ

S FOTOGRAFIEMI HORSTA LICHTEHO

IVO ŽELEZNÝ
PRAHA

Z německého originálu Bodytrainer – Bauch, Taille, Hüfte,
vydaného nakladatelstvím Rowohlt Taschenbuch Verlag GmbH
v Reinbeku u Hamburku roku 1994, přeložila Hana Homoláčová.
Obálku navrhl Karel Kárász.
Vydal jako svou třítisící osmistou osmnáctou publikaci
Ivo Železný, nakladatelství a vydavatelství, spol. s r. o.,
Praha 5, Ježovská 121/3, roku 1997.
Odpovědný redaktor Jan Hlavička.
Vytiskly Tiskárny Havlíčkův Brod, Husova 1881, Havlíčkův Brod.
Vydání první.
08/28

KNÍŽKY DOSTUPNÉ KAŽDÉMU
svazek 81

ISBN 80-237-2848-2

OBSAH

PŘEDMLUVA

Díky svým dvěma těhotenstvím jsem poznala spoustu lidí, kteří chtěli stejně jako já co nejrychleji a nejefektivněji dosáhnout postavy, která by (zase) odpovídala jejich nárokům. Tato osobní zkušenost byla popudem k vypracování a realizaci programu pro tvarování postavy. Ženy, ale i muži přijali tento cvičební program velice kladně také díky rychle viditelným výsledkům a já jsem se nemohla ubránit nabídkám na vedení kurzů.

Protože mi na to ale chyběl čas, rozhodla jsem se, že své zkušenosti a speciální cvičení předám dál touto cestou.

Většina soukromě i profesně těžce zapřažených lidí, zejména žen s dětmi, nemá času nazbyt. Tito lidé si chtějí pokud možno sestavit individuální program na doma, což je časově úspornější. I když pro zlepšení postavy stačí obětovat jen deset minut denně, měly byste si tento čas do svého denního programu pevně naplánovat. Pokud cvičíte nerady samy, cvičte společně s přítelem nebo přítelkyní. Držte se předem stanovených termínů, jinak vám do toho vždycky něco přijde.

Pokud budete na plnění tohoto programu pohlížet jako na příjemný způsob trávení volného času, získáte pozitivní postoj ke cvičením.

Poděkovat bych chtěla firmě Reebok za vybavení naší fotomodelky Elke Diefenbachové z usingenského studia „Highlight“, která zde pro vás cvičení předvádí.

Rovněž děkuji Studiu pro sport a zdraví „Müller's Company“ ve Smittenu, kde byly pořízeny všechny fotografie.

Pěknou zábavu a úspěch přeje

Sabine Letuwniková

Nástup – co byste měly vědět

Náš životní styl, ať v každodenním životě či v zaměstnání, je poznamenán nedostatkem pohybu, často také jednostranným pohybem. Nezřídka se při tom vytvoří tukové polštáře a svaly ztratí napětí. Pro ženy je těhotenství „šok pro figuru". Bývá pak těžké dosáhnout váhy a postavy jako před těhotenstvím.

Pokud je člověk se svou postavou nespokojen, trpí tím i jeho sebevědomí. Spousta lidí s nadváhou se raději neukazuje ani na plovárně, ani na pláži, sportovní aktivity odsouvá kamsi do neurčita, sebemenší námaha jim působí potíže s dechem a potřebují přestávku.

Rozhodněte se pro lepší kondici a pevnější zdraví, pro hezčí postavu a vyšší sebevědomí.

Pokud budete pravidelně cvičit podle této knížky, budete mít **trvale** lepší postavu. Tato kondiční cvičení jsou vypracována na vědeckém základě, nejedná se zde o žádnou módní vlnu, která by k nám, jak se to stává, přišla z USA.

Naše kondiční cvičení jsou **šetrná a efektivní**. Na rozdíl od silových cvičení s malým rozsahem pohybu se cviky našeho kondičního programu provádějí ve větším rozsahu, dynamičtěji a kontrolovaněji. Princip mých cvičení spočívá ve vysokém počtu opakování při malé zátěži (intenzitě).

To má několik výhod:

- Kalorická spotřeba je mnohem větší než u silových cvičení.
- Podpoří se správná funkce kloubů, které se tak stanou odolnější vůči zátěži.
- Během cvičení byste neměly zadržovat dech, dýchat se má stále, klidně a pravidelně. Při silových cvičeních nebo při cvičeních s malým rozsahem pohybu to není vždycky možné.
- Vzhledem k tomu, že cvičení jsou zaměřena na jednotlivé partie, můžete si vybrat ta, která jsou pro vás nejpotřebnější, a jiná, která tak nutná nejsou, můžete vynechat. Ušetříte tak čas a cvičení bude tím efektivnější.

Jak vidíte, má tento kondiční program nesporné výhody. Cvičte tedy s námi a nechte se přesvědčit vlastními úspěchy!

Tipy na každý den

Na tomto místě uvedu ještě několik tipů pro každý den: Doplňujte svůj cvičební program hned ráno, když se protahujete při vstávání.

Svalstvo břicha, trupu a zad si můžete protáhnout už v posteli anebo u postele, hned jak vstanete.

Přes den, když někde stojíte nebo sedíte, byste si měly protáhnout ruce směrem nahoru a vydržet ve vzpažení tak dlouho, jak je to jen možné. Zkuste to, určitě se budete cítil lépe!

JAK FUNGUJE PROGRAM KONDIČNÍHO CVIČENÍ

Při formování břicha, pasu a boků dosáhnete úspěchu jen tehdy, když budete denně cvičit **10 až 30 minut**. Cvičit často je stejně tak důležité jako cvičit dlouhodobě, to znamená několik týdnů a měsíců. Tady skutečně platí, že jedině trpělivost přináší růže.

Za krátkou dobu, většinou po jedné nebo dvou sekvencích cvičení, se dostaví pocit **uspokojení a pevnosti**, protože tato kondiční cvičení dokážou během velice krátké doby zvýšit svalové napětí čili tonus. To samo o sobě vede k pocitu lepší kondice.

Patrné zlepšení kondice se může dostavit už po týdnu. Záleží to na tom, v jaké jste se nacházely kondici před započetím cvičení. První viditelné a měřitelné výsledky můžete na své postavě zaznamenat za dva až šest týdnů. Musíte ale vydržet! Předpokladem pro to, abyste skutečně vydržely, bude váš seriózní přístup ke cvičením a koncentrace na provádění jednotlivých cviků. Překonejte se i v případě, když bude cvičení pro vás namáhavé a zapotíte se. Tady zase platí, že bez práce nejsou koláče.

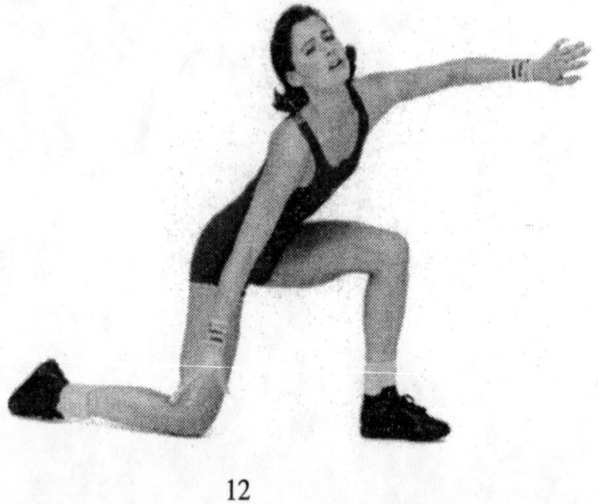

Výsledky kondičního cvičení

- pocit uspokojení
- vyšší sebevědomí
- uvědomění si vlastního těla
- menší náklonnost k depresím a nervozitě
- pocit vyrovnanosti
- osvěžující spánek
- lepší pocit ve společnosti, více kontaktů
- zlepšení schopnosti soustředění
- úspěšnější zvládání stresu
- menší spotřeba alkoholu a léků
- uvědomělejší přístup k jídlu
- snížení nadváhy, zmenšení tukových polštářů
- ochrana před onemocněním srdce a cév
- snížení hladiny cholesterolu v krvi
- posílení odolnosti vůči nemocem
- povzbuzení činnosti zažívacího traktu

Kondiční cvičení tohoto programu jsou zaměřena na určité partie vašeho těla. Tkáň v těchto partiích se má zpevnit. Ať je to na pažích, prsou, břiše, hýždích nebo nohách svaly jsou vždycky pod tím, co byste na sobě nejraději neviděly. Pokud procvičujete svaly cíleně, zbavíte se podkožního tuku. Zároveň se vám však zpevní svaly (zvýší se svalový tonus). Po několika cvičebních sériích vám svaly zbytní, kdežto tuková vrstva se ztenčí. Díky vyššímu podílu svalů a menšímu podílu tukové tkáně budete mít postavu „pevnější“. Spousta žen má strach, že si vypěstuje příliš mnoho svalové hmoty. Tady vás mohu uklidnit. Většina žen není hormonálně uzpůsobena k tomu, aby něčeho takového vůbec mohla dosáhnout. Pokud by o to některá stála, musela by provádět speciální posilovací cvičení (tzv. bodybuilding), což s naším kondičním cvičením nemá nic společného.

Další předností tohoto cvičebního programu, a to předností,

kterou bychom neměly podceňovat, je lepší držení těla a dobré držení těla je podstatnou součástí pěkné postavy.

Chuť k jídlu a kondiční cvičení

Pokud chcete dosáhnout postavy svých snů, měly byste si ujasnit, že cvičení samo nestačí. Postava je sice závislá na dědičných vlivech a somatickém typu, ale dá se velice podstatně ovlivnit spotřebou živin. Pokud přijímáte více kalorií, než můžete spotřebovat, budete nevyhnutelně přibírat. Přijímejte tedy kalorií méně, jezte zdravěji, omezte tuky a cvičte podle programu kondičního cvičení.

Tuk se odbourává, pokud nastane (například při sportovním výkonu) zvýšená spotřeba energie a pokud se tělu nedodají spotřebované kalorie. Pak se tuky z tukové tkáně uvolní, rozloží se na cukry, které doplní spotřebovanou energii, a vy ubýváte na váze. Program kondičních cvičení je speciálně uzpůsoben k tomu, aby se tento proces nastartoval. Tak můžete jeho prostřednictvím svou postavu ovlivňovat cíleně.

Cvičení s vysokým počtem opakování a s překonáváním malého až středního odporu (závaží), tak jak jsou nabízena v programech kondičních cvičení, brzdí podle zkušenosti chuť k jídlu. Zacvičte si hodinu až dvě předtím, než jste zvyklí jíst. Budete žasnout, jak se váš apetit drží na uzdě. Anebo někdy jídlo vynechte a dopřejte si místo něj kondiční cvičení, vyplatí se to!

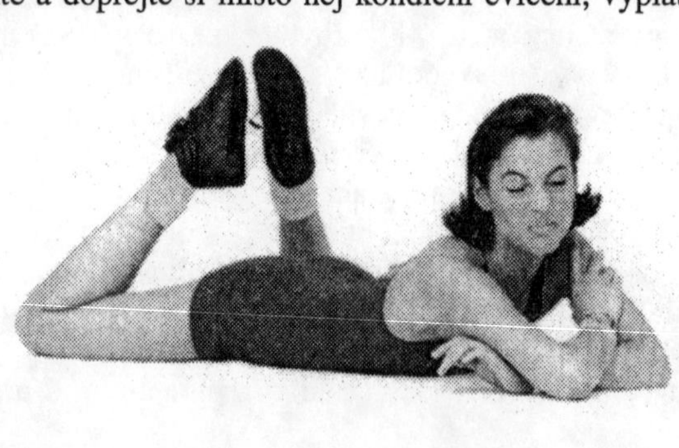

NEŽ ZAČNETE

Kolik je vám let?

Pokud je vám nejvýš třicet a považujete se za zdravého a sportovně aktivního člověka, můžete začít hned.

Pokud je vám přes třicet a jste zdravé, měly byste začít pozvolna, zejména pokud jste v posledních letech vůbec nesportovaly. Začněte s programem 1. stupně. Teprve až ho zvládnete bez problémů, přejděte na program 2. stupně.

Pokud jste netrénované a je vám přes čtyřicet, měly byste své cvičení konzultovat s lékařem.

Jste zdravé?

Pokud trpíte nějakou nemocí, pokud jste nedávno nebo i před delším časem utrpěly nějaké zranění, pokud máte nějakou organickou nebo ortopedickou vadu, měly byste bez ohledu na věk se před započetím cvičení poradit s lékařem. Lékař vám může například doporučit, zda máte klást na některá cvičení důraz, anebo zda máte některé cviky z programu vypustit.

Jste začátečnice, nebo už pokročilé?

Jako začátečnice byste měly v každém případě začít s programem 1. stupně. Pokud ho zvládnete lehce a bez následných potíží (bolesti ve svalech), můžete si dovolit přechod na 2. stupeň.

Máte nadváhu?

Pokud máte (zatím) nadváhu, měly byste mít na zřeteli hlavně ten fakt, že při cvičení zatěžujete záda. Zpočátku byste se měly vyvarovat skákání, zejména poskoků na jedné noze. Jinak by vaše klouby byly zakrátko přetížené jednak nezvyklými pohyby, jednak vysokou váhou a začaly by vás bolet.

Nepoměřujte se s příliš štíhlými osobami. U vás, které máte pár kilo navíc, vyžaduje pohyb mnohem větší námahu než u lidí štíhlých. Musíte se kvůli své váze víc namáhat, a tak vám dřív dojde dech. Vy ovšem cvičte, bez falešné ctižádosti, zato usilovně. Vsaďte na čas, na postupně se zlepšující kondici a na vybojované úbytky na váze.

CVIČEBNÍ SEKVENCE: ZAHŘÁTÍ - KONDIČNÍ CVIČENÍ - UVOLNĚNÍ

Cvičební sekvence je rozdělena do tří částí. Program kondičního cvičení začíná vždycky přípravnými cviky (zahřátí). Po nich následuje vlastní kondiční cvičení, které přechází do fáze zvané uvolnění, případně protažení.

Zahřátí slouží jako příprava pro nadcházející zátěž. Organismus se „nabuzuje". Stupňujte zatížení jen pozvolna, ať se nenamůžete hned na počátku cvičební jednotky, únava nebo dokonce vyčerpání by se dostavily o to dřív.

Nepohlížejte na přípravná cvičení jako na nutné zlo, naopak: sestavte si je tak, aby obsahovala co nejvíc obměn a motivovala vás. Čím lepší máte kondici, tím delší čas byste měly zahřívací fázi věnovat.

Ráno potřebujete na zahřátí více času než večer, při vyšší teplotě v místnosti je zahřívací doba kratší, než když cvičíte v chladném prostředí.

Po zahřátí nastupuje vlastní **kondiční cvičení**, zaměřené zejména na partie břicha, pasu a boků. Po zahřívacích cvičeních jste dobře připraveny, a tak byste se neměly zaleknout usilovné práce. Stará moudrost „bez práce nejsou koláče" platí ve sportu dokonale.

Uvolnění má uklidnit proces látkové výměny. Fyzicky i psychicky vybuzený organismus se v této fázi pozvolna uvede do klidového stavu. Teď už od svého těla nežádejte žádné vysoké výkony. Uvolňovací fáze má podpořit lepší zotavení a má vás naladit tak, abyste se těšily na příští cvičení.

Svůj cvičební program pro zlepšení kondice ukončete v okamžiku, kdy ještě nejste „úplně vyřízeny". V nejhorším případě byste mohly ztratit chuť zacvičit si příště, když tentokrát bylo cvičení tak namáhavé... a něco takového přece není ve vašem zájmu!

KOLIK SI UDĚLAT ČASU

Otázku týkající se časové náročnosti kladou lidé pořád, ale žádná univerzální odpověď na ni neexistuje. Odpovídat se dá jen individuálně. V praxi se ukázalo, že k dosažení cíle stačí při každodenním cvičení cca 10 minut čistého cvičebního času (vlastního kondičního cvičení).

Pokud ale cvičíte jen třikrát týdně, měl by být čas cvičení zvýšen na 20 30 minut.

Pokud jste začátečnice, musíte si cvičení opakovat vícekrát a potřebujete také delší přestávky. Pokročilým už jsou cvičení známa. S lepší kondicí už nepotřebujete tak dlouhé přestávky a doba cvičení se tím zkrátí.

Důležité je, abyste ke cvičení zaujaly pozitivní postoj. Program kondičních cvičení znamená volný čas a toho člověk nikdy nebude mít dost.

JAK KONTROLOVAT VÝSLEDKY

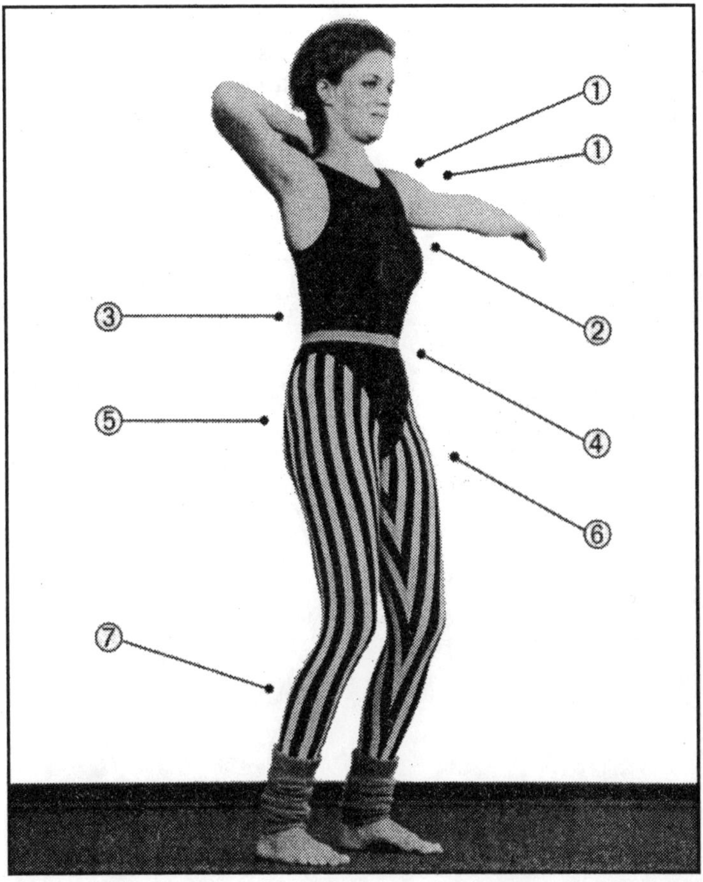

Před započetím kondičního cvičení důsledně zkontrolujte svou váhu. Má to sloužit nejenom jako pobídka, ale také jako varování. Měření objemu v různých místech na těle slouží jako průběžná kontrola dosahovaných výsledků a měla by ho pokaždé provést stejná osoba (vy samy, přítelkyně, přítel). Měřte se v pevně stanovených časových intervalech, například jednou za týden.

Výsledky měření a vážení si pečlivě zaznamenejte.

Na fotografii na předchozí stránce jsou kromě bodů pro měření obvodu pasu, břicha a boků vyznačeny i body další. Jelikož program kondičních cvičení na „Břicho, pás a boky" kladně působí na celou postavu, doporučuji vám, abyste si zaznamenávaly výsledky měření i na ostatních místech.

Body pro měření

1	paže	nasazení deltového svalu (bicepsu), když je paže natažená dopředu
2	obvod	hrudníku ve výši prsní bradavky (Dbejte na to, aby byl metr přesně přiložen k tělu.)
3	pás	pod spodním žeberním obloukem
4	břicho	obvod se měří tři centimetry pod pupkem
5	boky (včetně hýždí)	v místě největšího obvodu
6	stehno	pět centimetrů pod stydkou kostí (Dbejte na to, aby byl metr přiložen po celém obvodu stehna vodorovně.)
7	lýtko	v nejširším místě

CO SI OBLÉKNOUT

U cvičebního úboru je třeba mít na paměti, že přírodní vlákna (bavlna) či speciálně vyvinutá vlákna (Taktel, Goretex) jsou na cvičení vhodnější než oděvy z neuzpůsobených umělých vláken. Ta vyvolávají tvorbu studeného potu na těle a způsobují tak nepříjemný zápach. Vezměte si na sebe raději několik lehčích kousků oblečení než jeden těžký. Elastické a dostatečně široké oblečení je příjemnější než oblečení těsné, které se lepí na tělo.

Gymnastické cvičky či obuv na jogging nejsou na domácí cvičení zrovna vhodné. V gymnastických cvičkách nemá noha pevné držení a kromě toho není podepřená klenba. Obuv na jogging mívá většinou tlustší podrážku. Pokud se vám v takových botách zvrtne noha, může to mít pro kotník těžké následky. Na cvičení byste si měly brát normální sportovní obuv s plochou podrážkou, ve specializovaných obchodech se dají koupit například boty na aerobik, vhodné pro naše cvičení.

Cvičení – můžete začít

PRAVIDLA, KTERÁ BYSTE MĚLY STÁLE DODRŽOVAT

- Nikdy **nezadržujte dech!** Tíhnou k tomu hlavně začátečnice, když provádějí náročnější cvičení. Dýchejte klidně a pravidelně. Vydechujte, když se svaly napínají a překonávají zátěž.
  Tip: Kdyby se vám pravidelné dýchání nedařilo, při každém opakování si potichu počítejte, tak budete nuceny při cvičení stále dýchat!
- Neméně důležité než dýchání je **správné držení těla a správná technika**. Pečlivě si pročtěte popisy ke cvičením. Porovnejte popisy s fotografiemi. Teprve potom začněte s cvičením.
- **Soustřeďte se.** Právě cviky ze zahřívací fáze či strečink se často odbývají „jen tak mimochodem". Nesoustředěnost, únava a přemáhání bývají hlavními příčinami zranění, například zvrtnutí kotníku.
- Stejně tak soustředěně byste měly provádět **uvolňovací cvičení.** Ta uvolňují napětí ve svalech a zklidňují krevní oběh. Po takovém uvolnění máte mnohem větší chuť na další cvičení. Pokud totiž zakončíte kondiční cvičení zcela vyčerpané, může se stát, že si řeknete: „Už nikdy", což jistě není ve vašem zájmu.

Zahřátí

Než přistoupíte k části vlastního kondičního cvičení, proveďte cvičení všeobecná a cviky pro speciální průpravu.

Srdce a oběhový systém se stejně tak jako svalstvo, šlachy, vazy a kloubní pouzdra připraví na nastávající zátěž. Vaše pohyby budou vláčnější a budou se vám zdát mnohem lehčí.

Na zahřátí si můžete pustit živější hudbu, aby vám udávala rytmus, během cvičení hlavní části byste se ale měly soustředit na provádění cviků a hudbu nechat stranou.

Zahřátí

1

Běh na místě ve volném tempu. Pohybujte při tom rukama a vědomě pérujte v kolenou a kotnících.

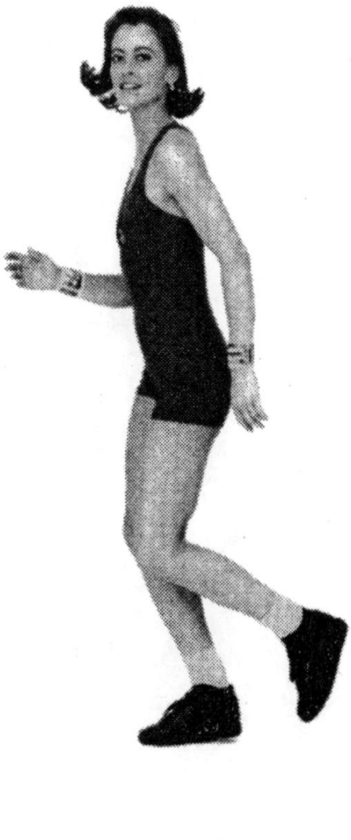

Doba zatížení
1 až 3 minuty

Zahřátí

2

Běh na místě ve volném tempu. Pohybujte při tom rukama a zvedejte vysoko kolena.

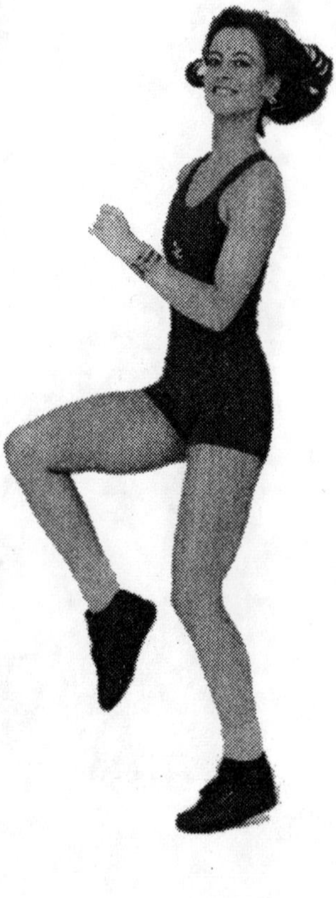

Doba zatížení
1 až 2 minuty

Zahřátí

3

Poskoky snožmo na místě. Horní částí trupu při tom otáčejte opačným směrem než částí trupu od pasu dolů. Pomáhejte si při tom rukama.

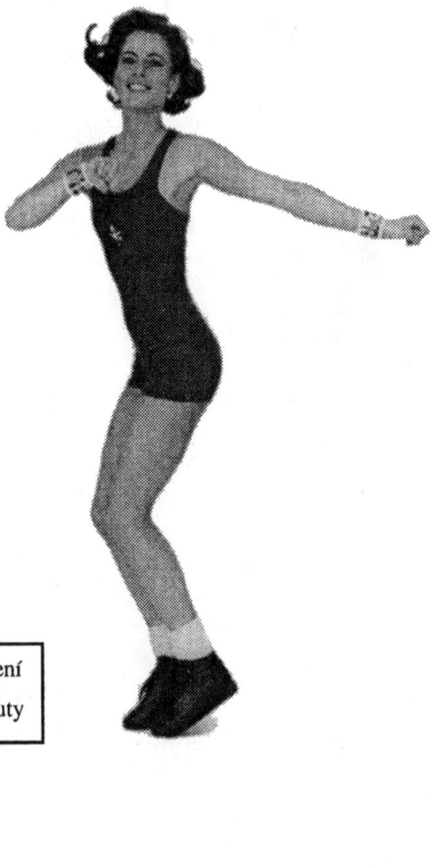

Doba zatížení

1 až 2 minuty

Zahřátí

4

Při běhu na místě se dotýkejte levým loktem pravého kolena a naopak. Pokud ještě nejste tak fit, můžete vložit meziskoky.

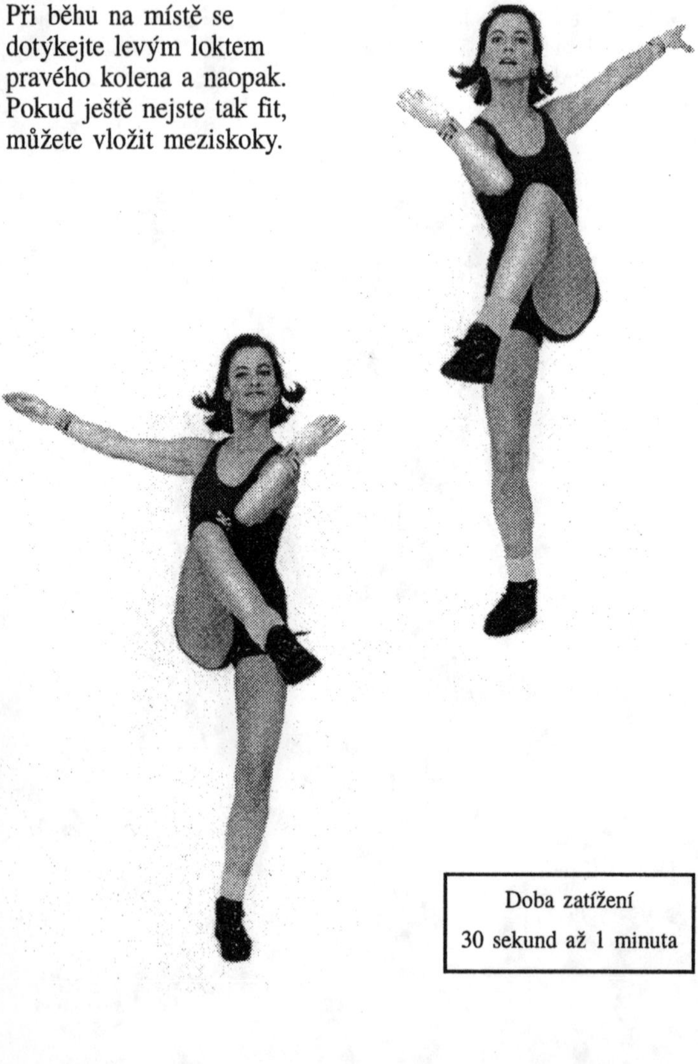

Doba zatížení

30 sekund až 1 minuta

Zahřátí

5

Vzpažte. V mírném stoji rozkročném ohýbejte paže proti vysoko zdviženému kolenu. Kolena střídejte.

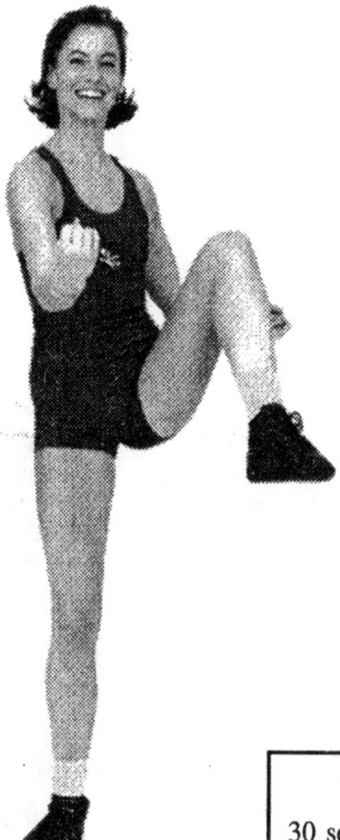

Doba zatížení

30 sekund až 1 minuta

Zahřátí

6

Poskoký na místě. Při tom zvedejte levé koleno k levé polovině hrudníku. Při dalším poskoku zvedněte koleno stranou. Nohy střídejte.

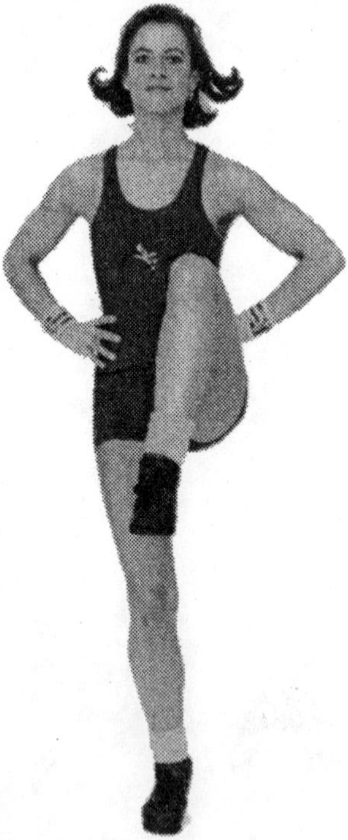

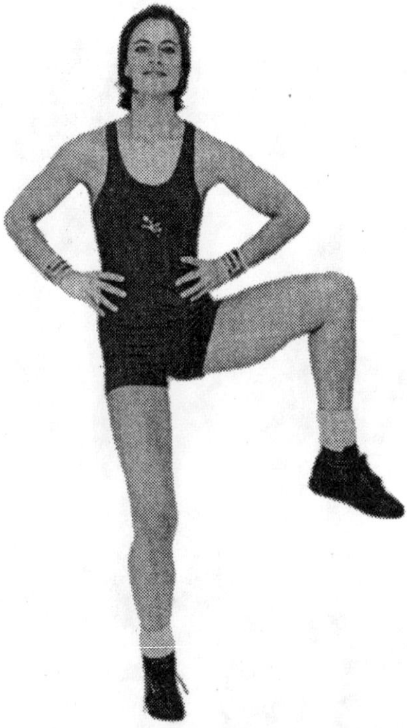

Doba zatížení
30 sekund až 1 minuta

Zahřátí

7

Skáčeme panáka. Při poskoku snožmo připažte, při poskoku roznožmo upažte.

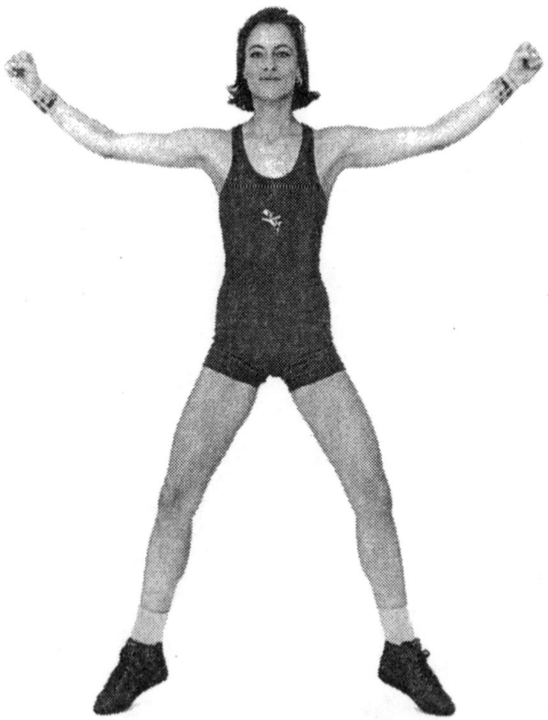

Doba zatížení
30 sekund až 1 minuta

Zahřátí

8

Oběma rukama si držte na šíji násadu od smetáku. Pomalu a rovnoměrně pohybujte trupem od pasu nahoru vlevo a vpravo. Pohyby nesmějí být trhavé.

Variace
- Vydržte několik sekund v krajní poloze.
- V krajní poloze lehce zahmitejte.

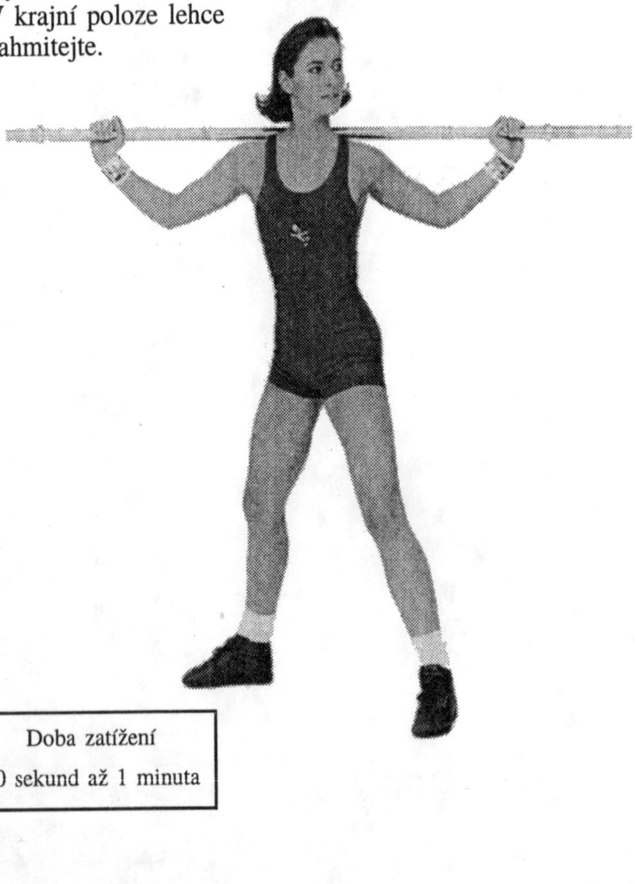

Doba zatížení
30 sekund až 1 minuta

Zahřátí

9

Dotýkejte se střídavě pravým loktem levého kolena a naopak.

Doba zatížení
30 sekund až 1 minuta

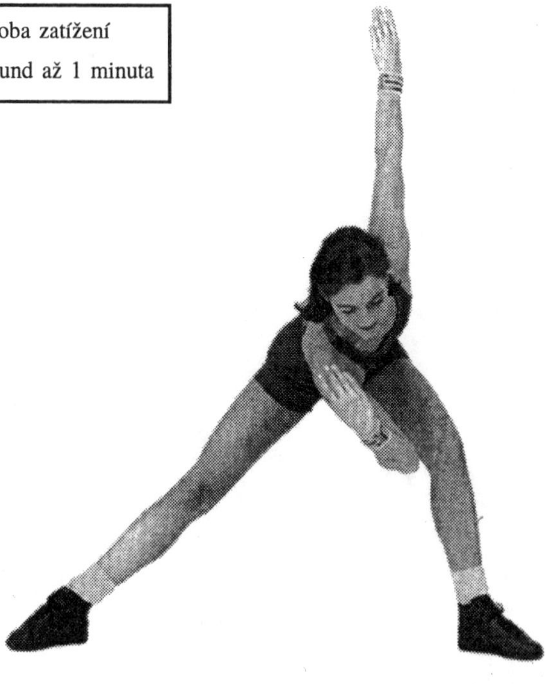

Cvičení na břicho, pás, boky

Nejdřív si pořádně pročtěte popisy cvičení, prohlédněte si obrázky a teprve potom se pusťte do cvičení.

Ke každému cviku najdete na odpovídající stránce dole údaje o zátěži (opakování). Pokud jste začátečnice, řiďte se stupněm 1, pokud jste pokročilé, cvičte podle stupně 2.

Svalstvo břicha a zad je zodpovědné především za držení těla. Proto se musí procvičovat. Cvičte pomalu a stejnoměrně. Některé cviky jsou důležité zejména pro záda. Ta budou zapojena do cvičebního programu pro břicho, pás a boky, abychom se vyhnuly jednostranným cvičením a abychom program harmonizovaly. Ke cvičení si vezměte měkkou podložku.

Břicho

1

Nadzvedněte se se zakulacenými zády při maximálním stažení břicha. Pokud nejste tak pokročilé, můžete si jednu ruku položit na šíji.

Variace
- V krajní poloze vydržte několik sekund.
- Setrvejte několik sekund v horní, střední a spodní poloze.

	Stupeň 1	Stupeň 2
Opakování	8–10	8–10
Přestávka	–	15 sekund
Opakování	–	8–10

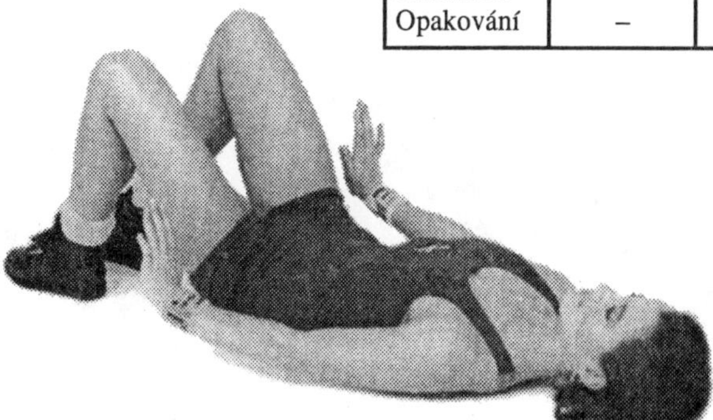

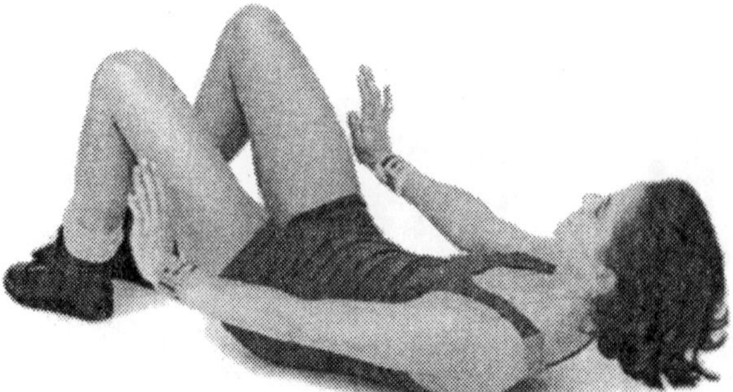

Břicho

2

Zvedněte mírně ramena a „vytáhněte“ bradu nahoru. Při tomto cvičení by měly mít vaše pohyby minimální rozsah.

Variace
- Vytáhněte bradu směrem ke kolenním kloubům.
- Vydržte několik sekund v krajní poloze.

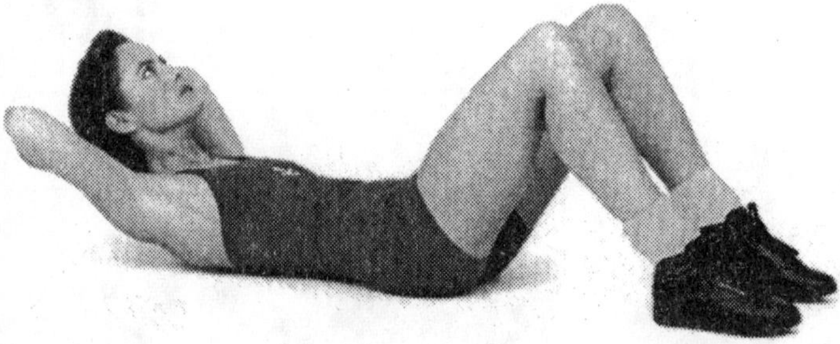

	Stupeň 1	Stupeň 2
Opakování	8–10	8–10
Přestávka	–	15 sekund
Opakování	–	8–10

Břicho

3

Bederní část páteře si podložte polštářkem. Ohněte paže. Ruce se dotýkají uší. Zvedněte hlavu a horní část trupu. Záda jsou rovná. Pro ulehčení můžete natáhnout paže dopředu.

Variace
- Zůstaňte několik sekund v krajní poloze.
- Proveďte cvik se zakulacenými zády.
- Setrvejte několik sekund v horní, střední a dolní poloze.

	Stupeň 1	Stupeň 2
Opakování	8–10	8–10
Přestávka	–	15 sekund
Opakování	–	8–10

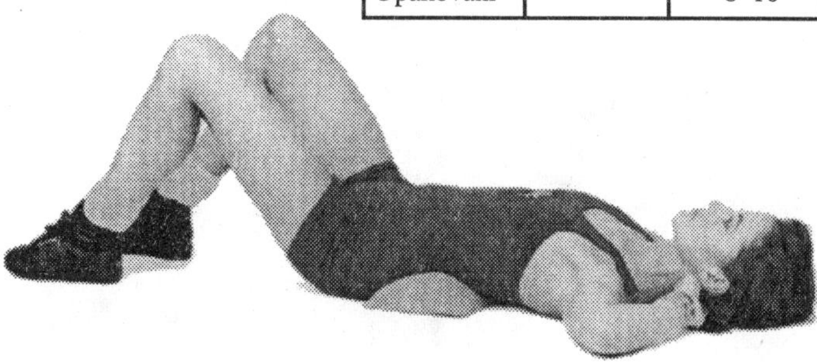

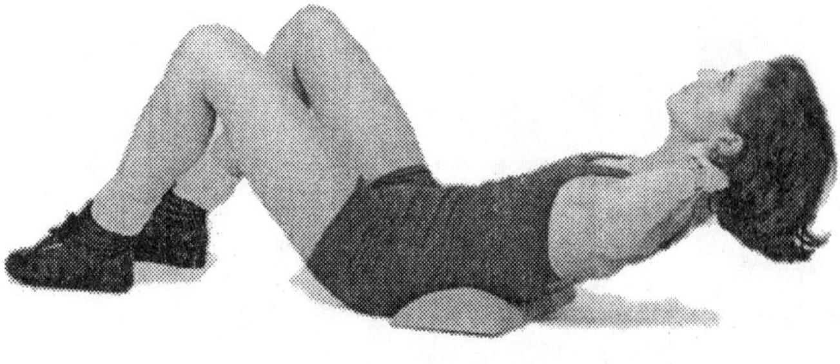

Břicho

4

Natáhněte paže a překřižte je za hlavou. Lehce zvedněte horní část trupu.

Variace

- Setrvejte několik sekund v krajní poloze.
- Setrvejte několik sekund v horní, střední a dolní poloze.

	Stupeň 1	Stupeň 2
Opakování	8–10	8–10
Přestávka	–	15 sekund
Opakování	–	8–10

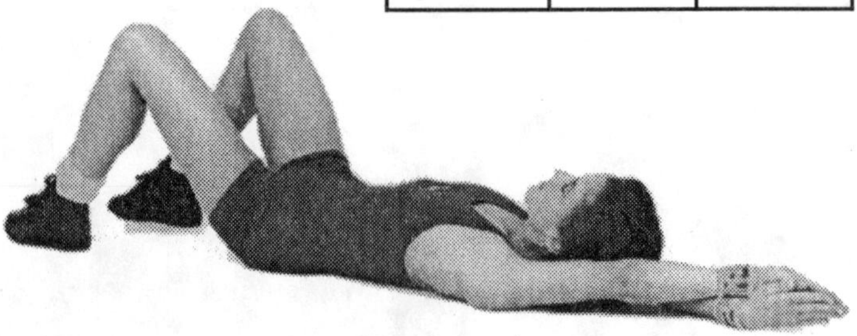

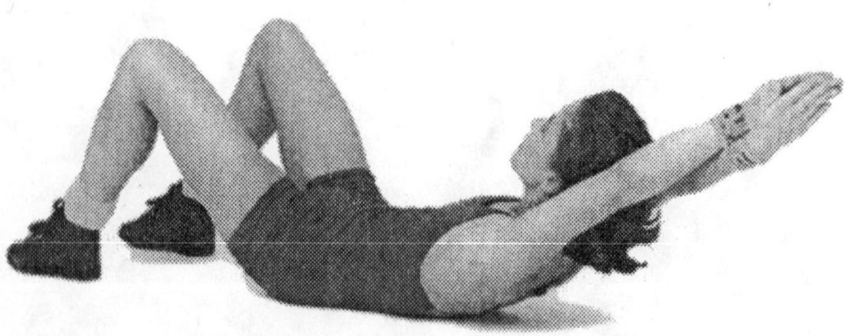

Břicho

5

Podepřete si hlavu rukama a horní část trupu s rovnými zády zvedněte.

Variace

- Setrvejte několik sekund v krajní poloze.
- Cvičení provádějte se zakulacenými zády.
- Nechte klesnout nohy až kousek nad podlahu a se zakulacenými zády lehce zvedněte hlavu.

	Stupeň 1	Stupeň 2
Opakování	8–10	8–10
Přestávka	–	15 sekund
Opakování	–	8–10

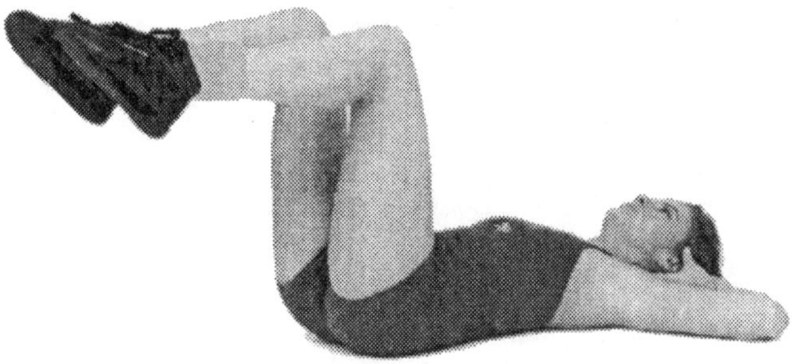

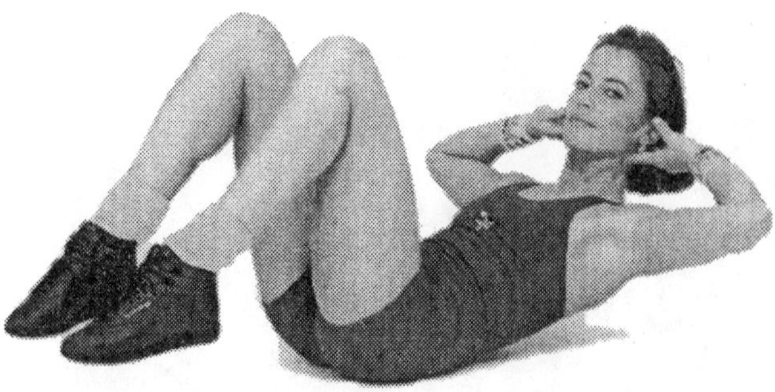

Břicho a boky, přední strana stehen

6

Předpažte dolů a levou nohu zvedněte do přednožení. Pravou nohu zvedněte kousek nad podložku a při mírném ohnutí trupu vytáhněte paže ještě kousek dopředu.

Variace

- V konečné poloze setrvejte několik sekund.

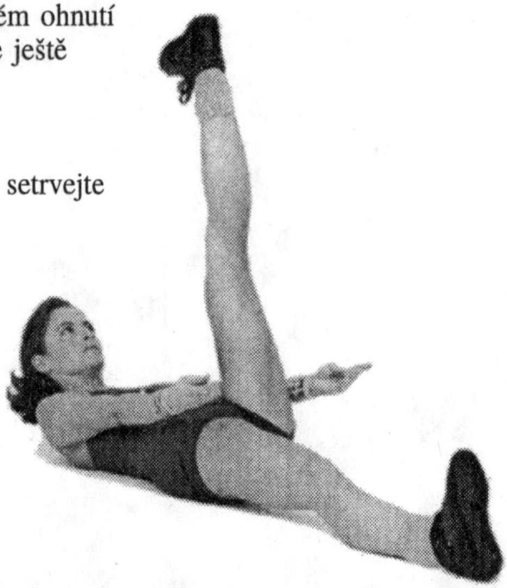

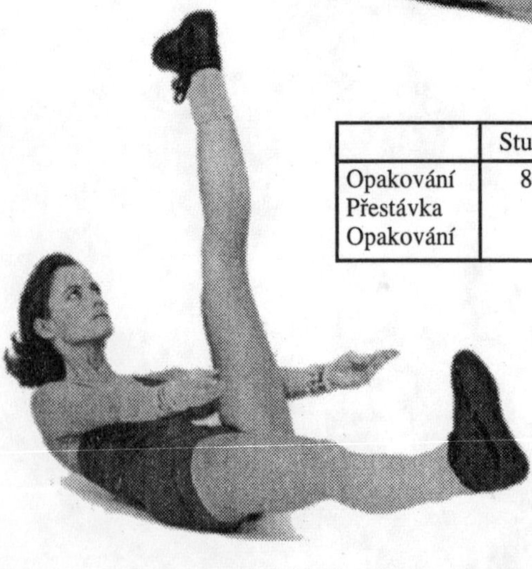

	Stupeň 1	Stupeň 2
Opakování	8–10	8–10
Přestávka	–	15 sekund
Opakování	–	8–10

Břicho a přední strana stehen

7

Předpažte a zvedněte hlavu a ramena nad podložku. Potom spusťte trup pomalu zpátky do výchozí pozice. Pokud nejste tolik pokročilé, můžete si dát při pohybu vzhůru jednu ruku v týl.

Variace

- V konečné poloze setrvejte několik sekund.
- Několik sekund vydržte v horní, střední a spodní poloze.

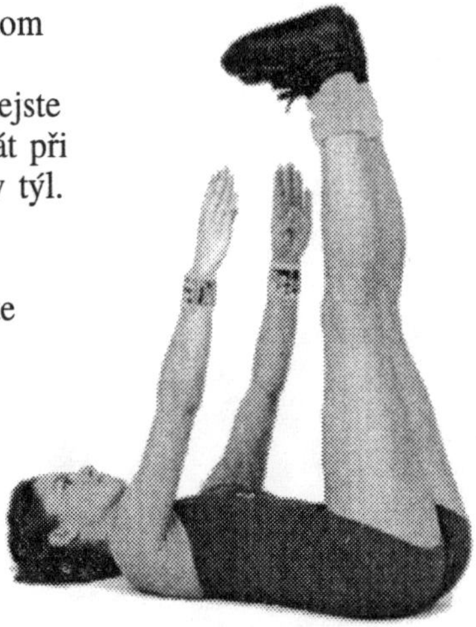

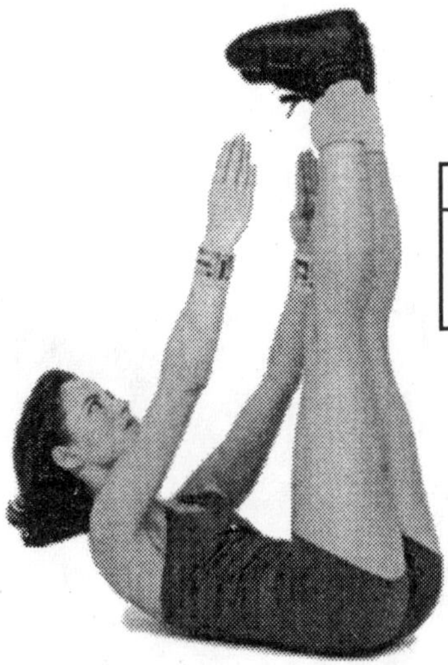

	Stupeň 1	Stupeň 2
Opakování	8–10	8–10
Přestávka	–	15 sekund
Opakování	–	8–10

Břicho, pás a boky, přední strana stehen

8

Zvedněte hlavu a ramena nad podložku a levým loktem se dotkněte pravého kolena. Nohy a ruce střídejte a přitom je nepokládejte.

Variace
- V konečné poloze setrvejte několik sekund.

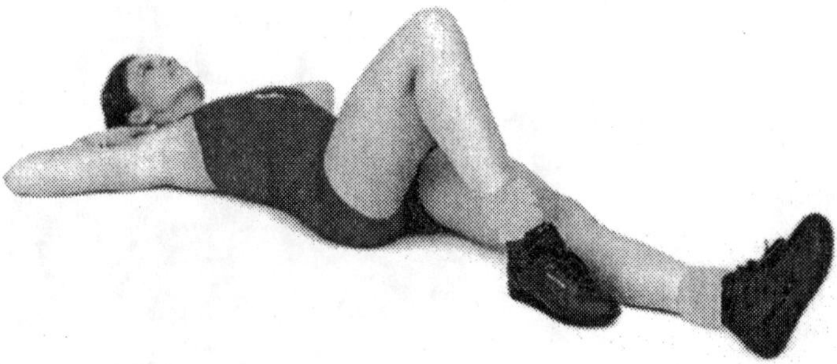

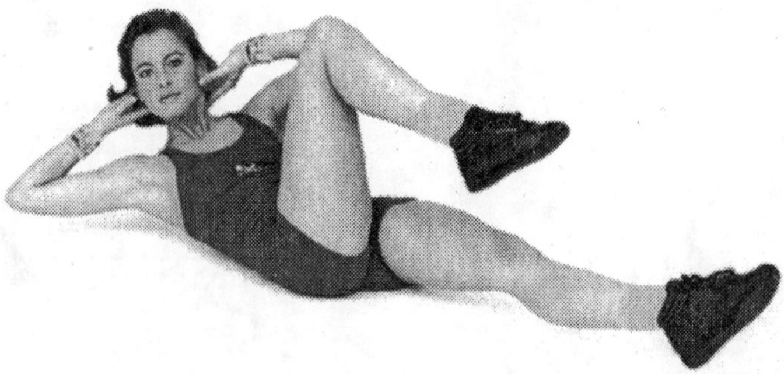

	Stupeň 1	Stupeň 2
Opakování	8–10	8–10
Přestávka	–	15 sekund
Opakování	–	8–10

S mírným pootočením zvedněte hlavu a ramena nad podložku a pokuste se hlavu přiblížit k protilehlému koleni. Pokud nejste tolik pokročilé, můžete si při pohybu vzhůru položit jednu ruku v týl.

Variace
- V konečné poloze setrvejte několik sekund.
- Setrvejte několik sekund v horní, střední a dolní poloze.

	Stupeň 1	Stupeň 2
Opakování	8–10	8–10
Přestávka	–	15 sekund
Opakování	–	8–10

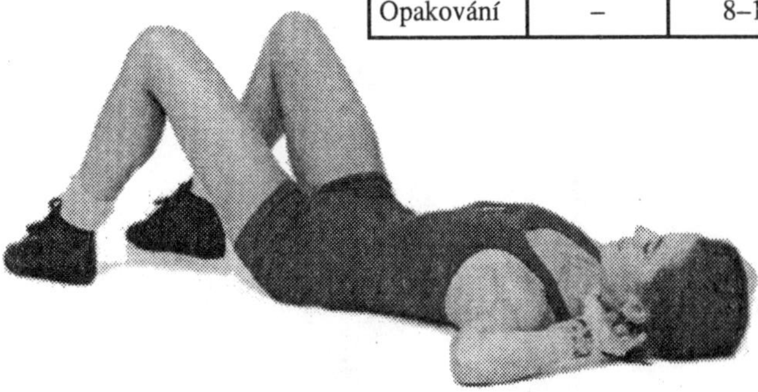

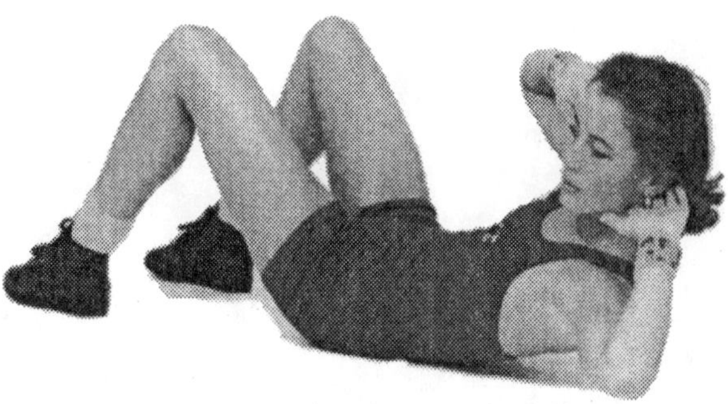

Břicho a přední strana stehen **10**

Trup a nataženou levou nohu zvedněte. Pravá noha spočívá po celou dobu na podložce.

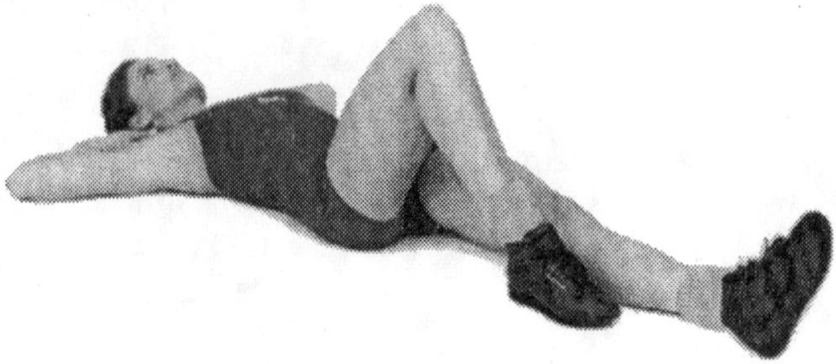

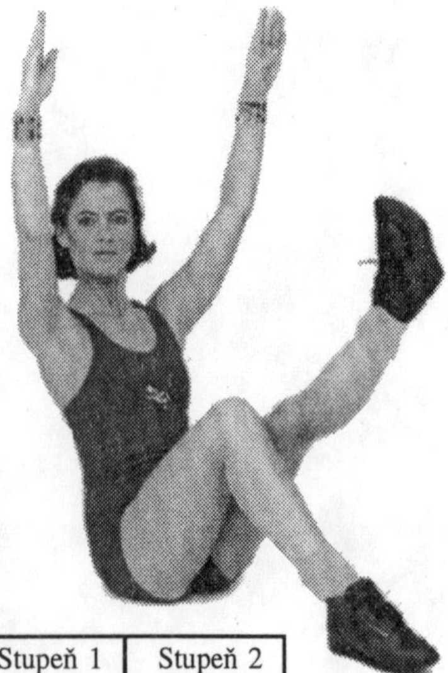

	Stupeň 1	Stupeň 2
Opakování	8–10	8–10
Přestávka	15 sekund	15 sekund
Opakování	8–10	8–10
Přestávka	–	15 sekund
Opakování	–	8–10

Břicho, pás a boky

11

Se zakulacenými zády se dotkněte pravým loktem levého kolena.

Variace

- V konečné poloze setrvejte několik sekund.
- Setrvejte několik sekund v horní, střední a spodní poloze.

	Stupeň 1	Stupeň 2
Opakování	8–10	8–10
Přestávka	–	15 sekund
Opakování	–	8–10

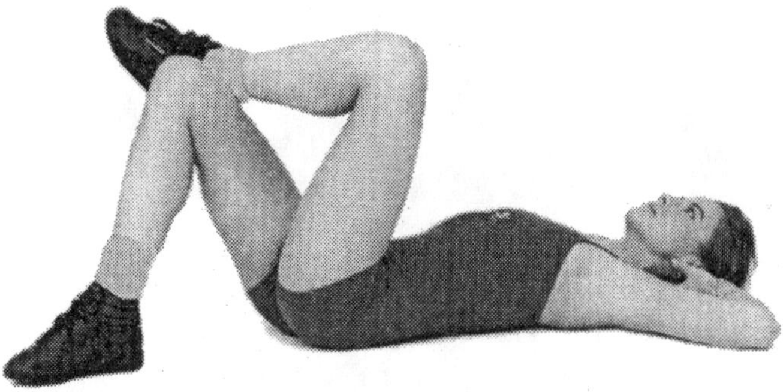

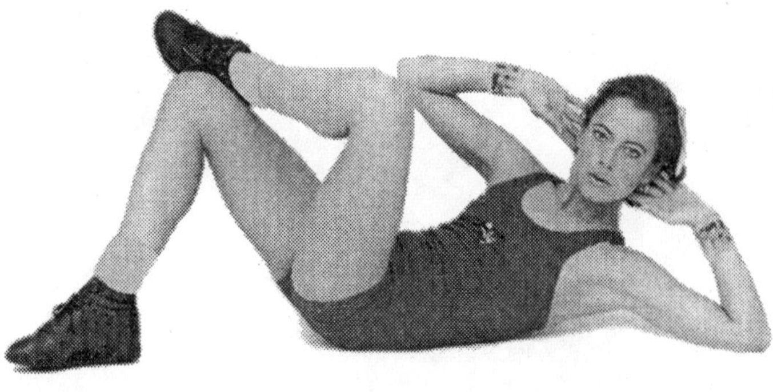

Břicho a pás

12

Přitáhněte koleno směrem k hrudníku a pak pokrčenou nohu položte do výchozí pozice. Pokud jste pokročilé, můžete v konečné poloze zvednou ještě hlavu a ramena.

Variace

– V konečné poloze setrvejte několik sekund.
– Setrvejte několik sekund v horní, střední a spodní poloze.

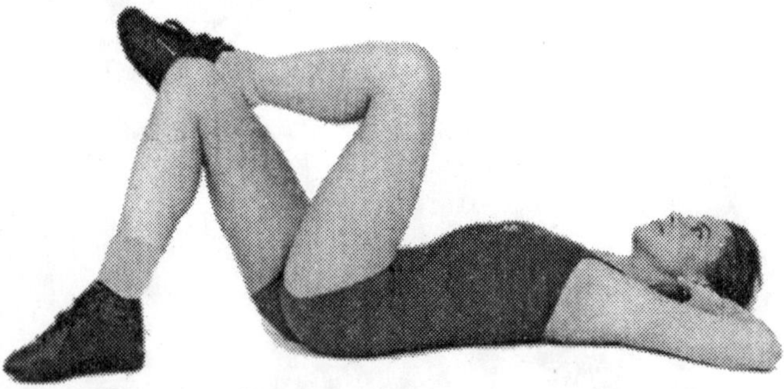

	Stupeň 1	Stupeň 2
Opakování	8–10	8–10
Přestávka	15 sekund	15 sekund
Opakování	8–10	8–10
Přestávka	–	15 sekund
Opakování	–	8–10

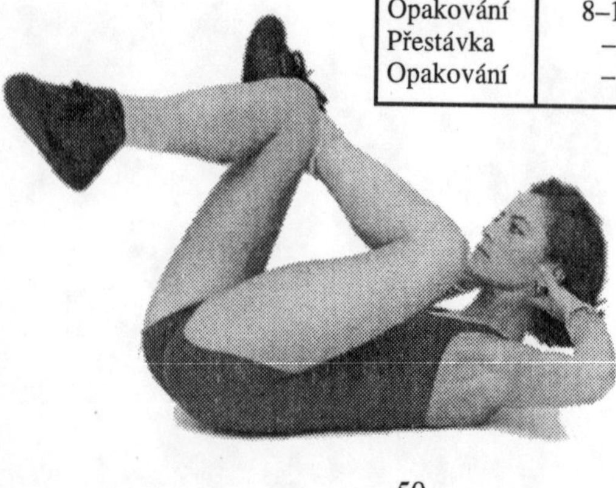

S mírným pootočením zvedněte hlavu a levé rameno a levý loket přitáhněte k pravému koleni. Strany střídejte.

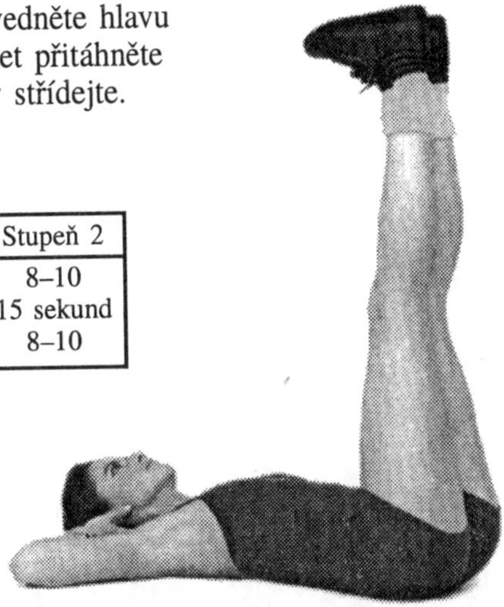

	Stupeň 1	Stupeň 2
Opakování	8–10	8–10
Přestávka	–	15 sekund
Opakování	–	8–10

Variace
- V konečné poloze setrvejte několik sekund.
- Setrvejte několik sekund v horní, střední a spodní poloze.

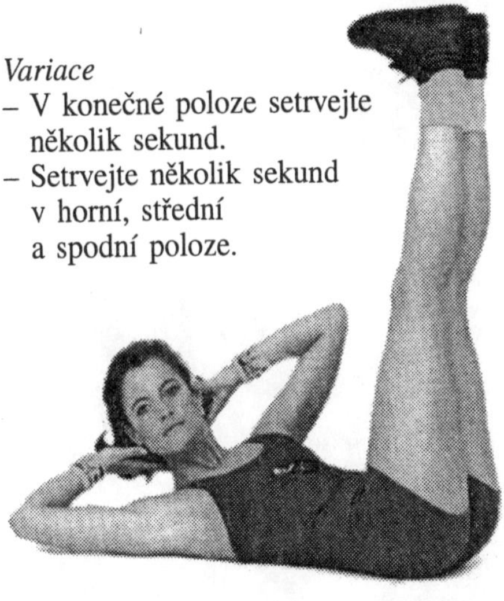

Napněte pravou ruku směrem k pravému koleni. Se zakulacenými zády zvedněte hlavu a horní část trupu nad podložku a napnutou ruku veďte vedle kolena.

Variace
- V konečné poloze setrvejte několik sekund.
- Veďte pravou ruku šikmo podél levého kolena.

	Stupeň 1	Stupeň 2
Opakování	8–10	8–10
Přestávka	–	15 sekund
Opakování	–	8–10

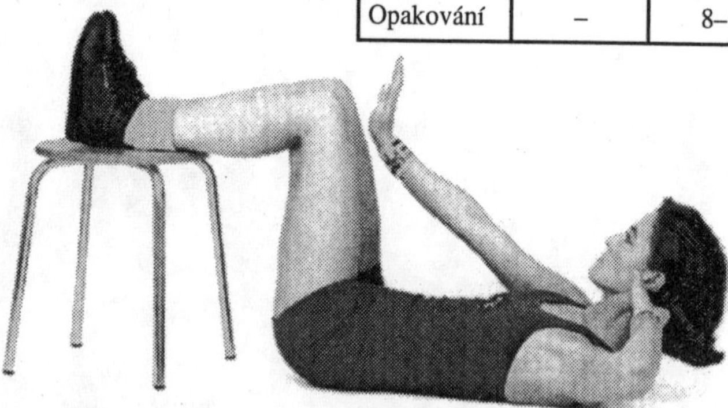

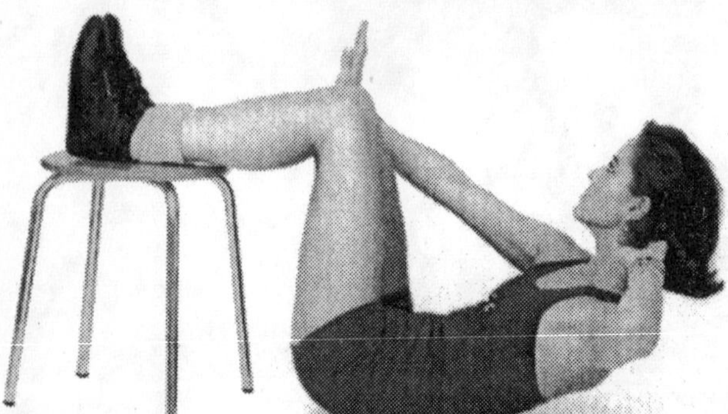

Břicho, pás a přední strana stehen

15

Zvedněte paty nad podložku, napněte nohy šikmo nahoru a spusťte je opět na podložku.

Variace
- Setrvejte několik sekund v konečné poloze.
- Zvedejte a spouštějte jen paty.
- Napínejte buď jen levou, nebo jen pravou nohu.

	Stupeň 1	Stupeň 2
Opakování	8–10	8–10
Přestávka	–	15 sekund
Opakování	–	8–10

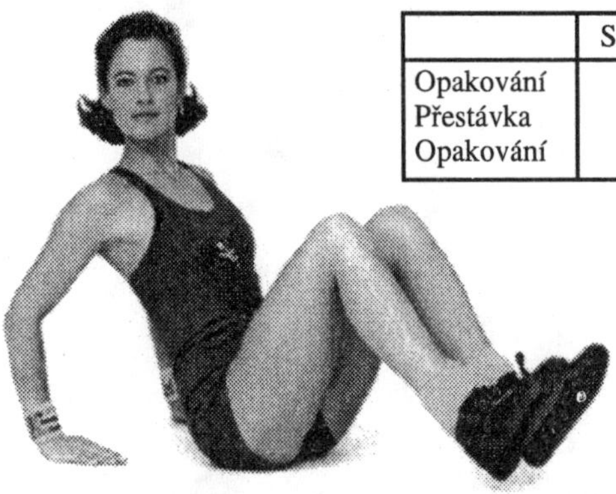

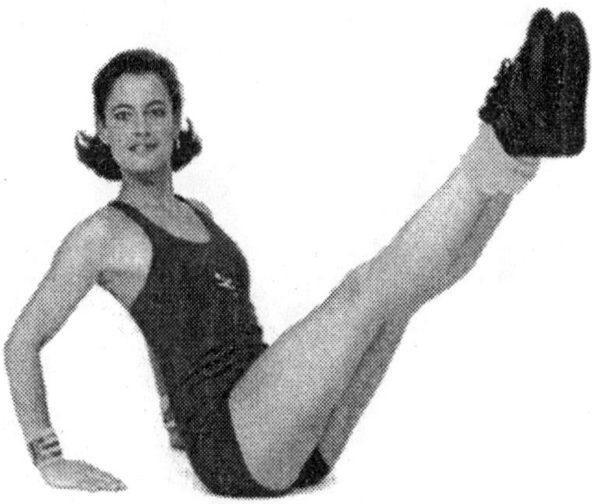

S pootočením boků přehazujte nohy vlevo a vpravo přes židli.

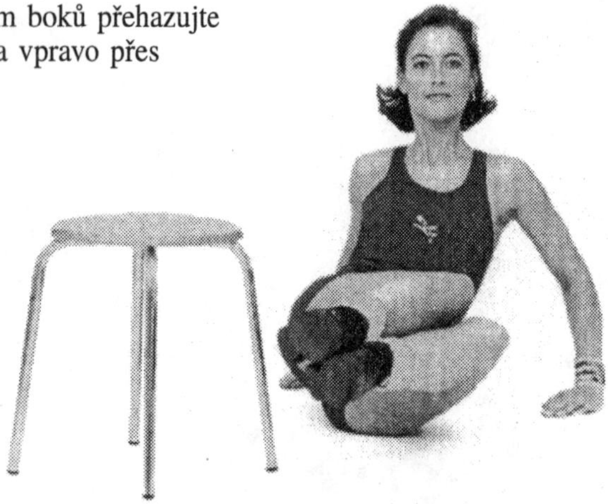

	Stupeň 1	Stupeň 2
Opakování	8–10	8–10
Přestávka	15 sekund	15 sekund
Opakování	8–10	8–10
Přestávka	–	15 sekund
Opakování	–	8–10

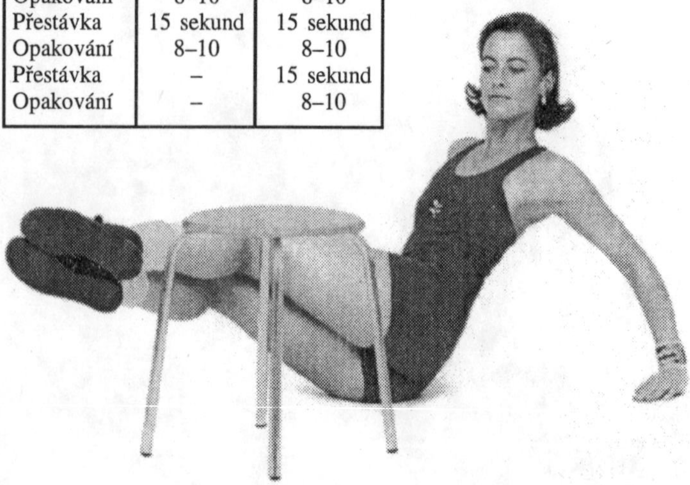

Břicho, pás a boky **17**

Zvedněte z podložky hlavu a pravé rameno a pravou rukou silně zatlačte proti levému koleni.

Variace
- Vydržte několik sekund v konečné poloze.
- Vydržte několik sekund v horní, střední a dolní poloze.

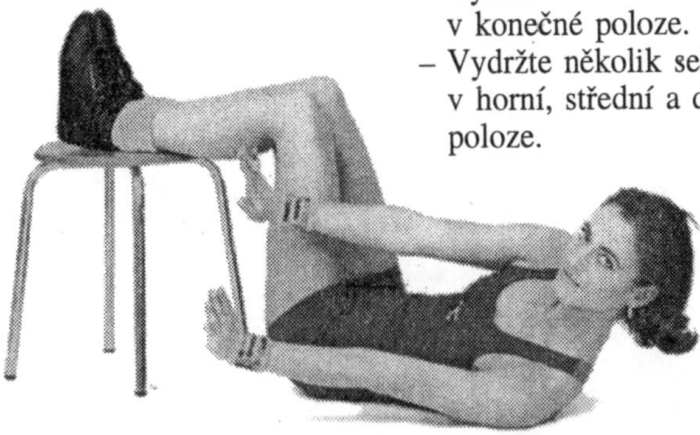

	Stupeň 1	Stupeň 2
Opakování	8–10	8–10
Přestávka	–	15 sekund
Opakování	–	8–10

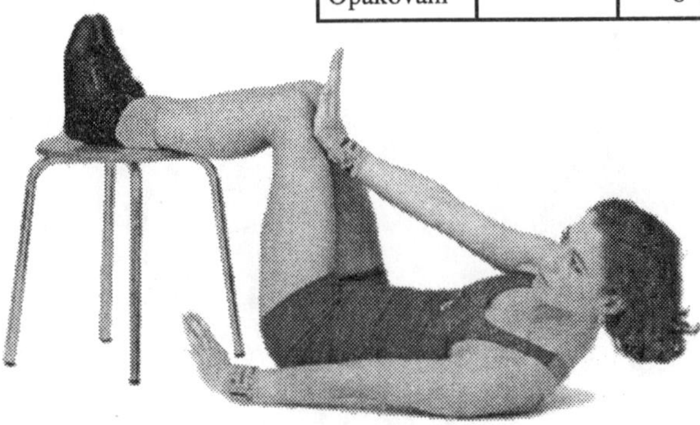

Břicho a boky, svalstvo vnitřní strany stehen **18**

Napnuté nohy roznožte. Zvedněte hlavu a ramena z podložky.

Variace
– Setrvejte několik sekund v konečné poloze.

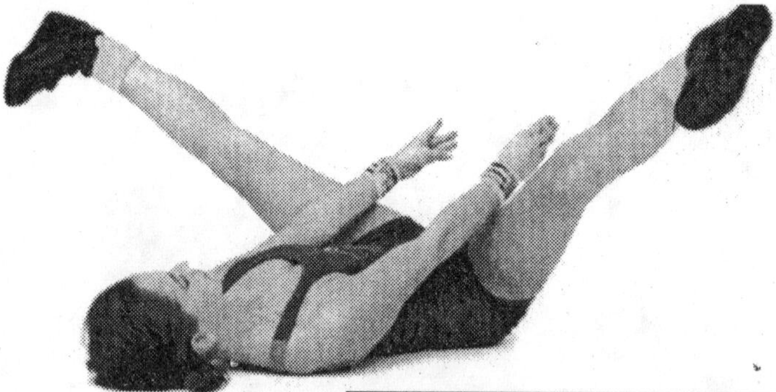

	Stupeň 1	Stupeň 2
Opakování	8–10	8–10
Přestávka	–	15 sekund
Opakování	–	8–10

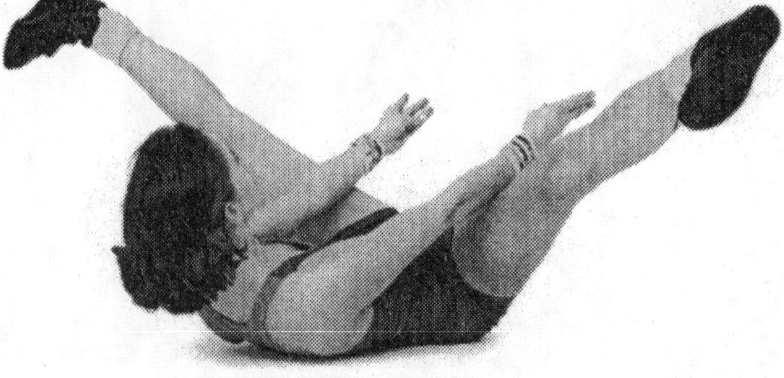

Partie břicha a pasu

19

Spojte si ruce v týle. Nohy se vnitřní stranou chodidel dotýkají, kolena držíme od sebe. S mírným pootočením zvedněte hlavu a pravé rameno z podložky.

Variace

– Setrvejte několik sekund v konečné poloze.

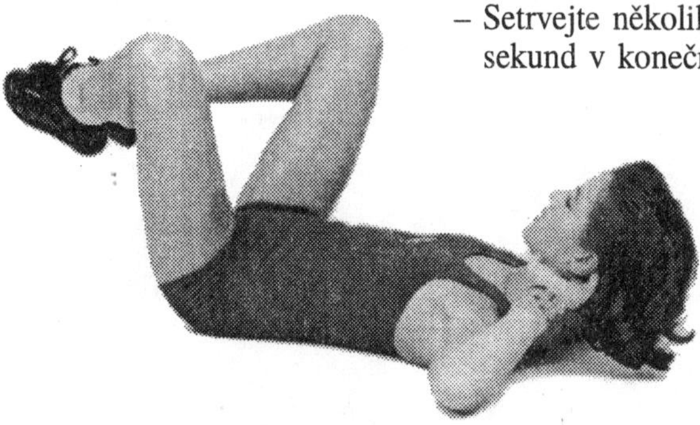

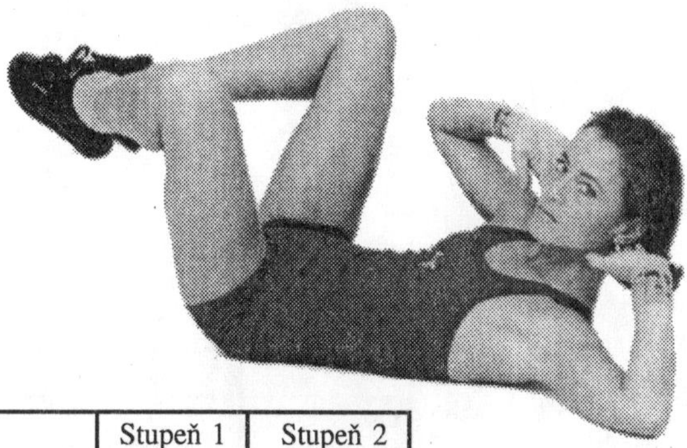

	Stupeň 1	Stupeň 2
Opakování	8–10	8–10
Přestávka	15 sekund	15 sekund
Opakování	8–10	8–10
Přestávka	–	15 sekund
Opakování	–	8–10

Pás a boky **20**

Přitáhněte nohy co nejvíce k tělu a spusťte je opět na podložku. Nesmíte se prohýbat v zádech, pánev tlačte neustále k zemi.

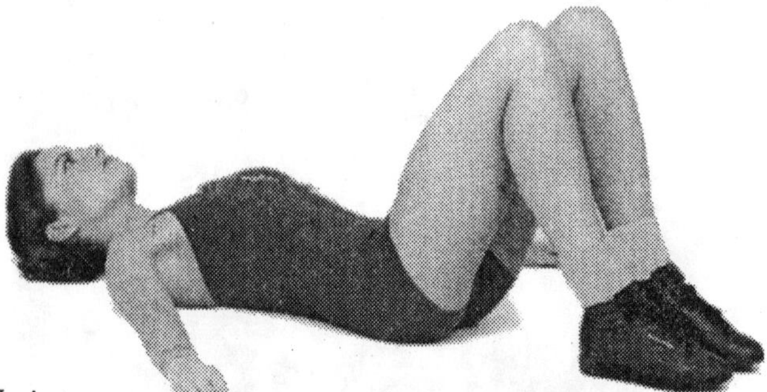

Variace

- Ve výchozí poloze mějte nohy natažené.
- Mezi vnitřní strany chodidel si dejte knihu.

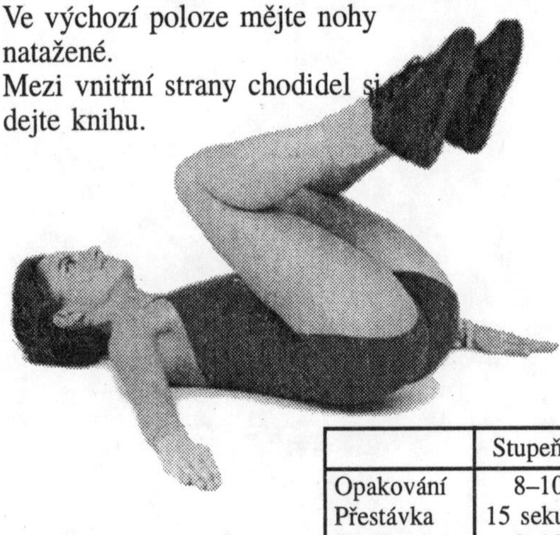

	Stupeň 1	Stupeň 2
Opakování	8–10	8–10
Přestávka	15 sekund	15 sekund
Opakování	8–10	8–10
Přestávka	–	15 sekund
Opakování	–	8–10
Přestávka	–	15 sekund
Opakování	–	8–10

Břicho a boky

21

Z této výchozí polohy zvedejte jen hýždě.

Variace
- Vydržte několik sekund se zvednutými hýžděmi.

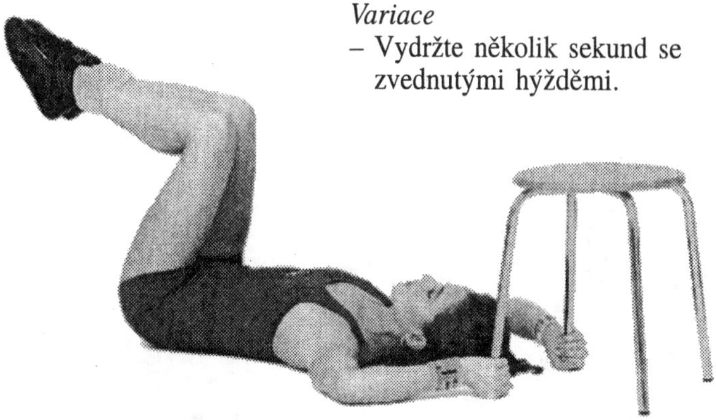

	Stupeň 1	Stupeň 2
Opakování	8–10	8–10
Přestávka	–	15 sekund
Opakování	–	8–10

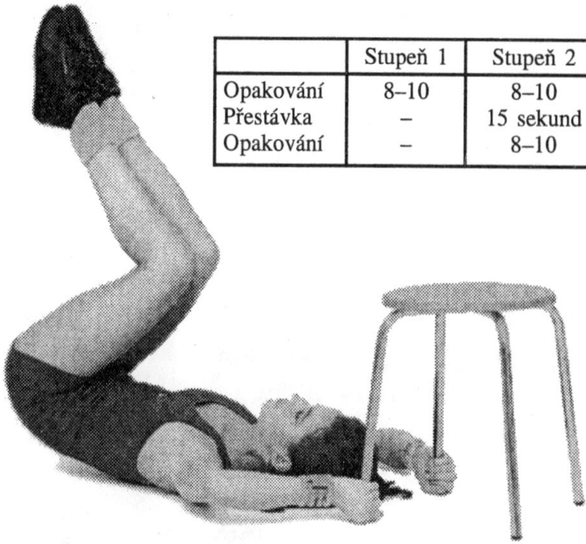

Břicho, boky a přední strana stehen

22

Zvedejte a opět spouštějte na podložku napjaté nohy.

Variace

- Setrvejte několik sekund v krajní poloze.
- Zvedněte napnuté nohy, ohněte je v kolenou, aniž se jimi dotýkáte podložky, a opět je napněte.

	Stupeň 1	Stupeň 2
Opakování	8–10	8–10
Přestávka	15 sekund	15 sekund
Opakování	8–10	8–10
Přestávka	–	15 sekund
Opakování	–	8–10

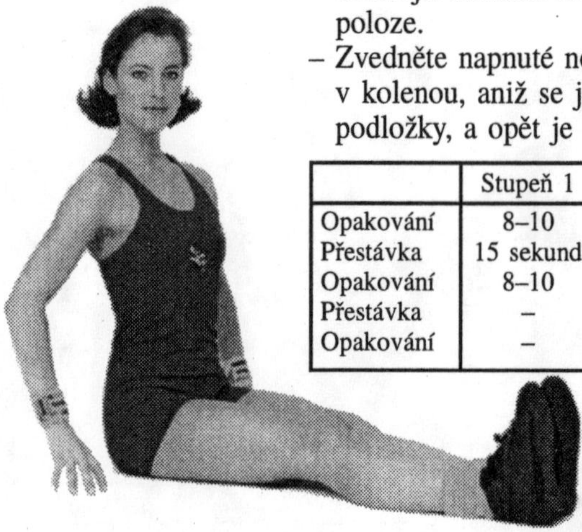

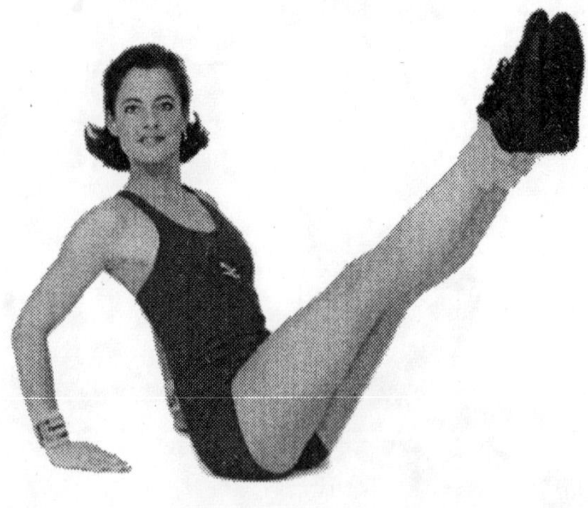

Břicho, boky a přední strana stehen

23

Pevně uchopte nohy pod koleny za holeň. Přednožte a zároveň mírně zapažte.

	Stupeň 1	Stupeň 2
Opakování	8–10	8–10
Přestávka	15 sekund	15 sekund
Opakování	8–10	8–10
Přestávka	–	15 sekund
Opakování	–	8–10
Přestávka	–	15 sekund
Opakování	–	8–10

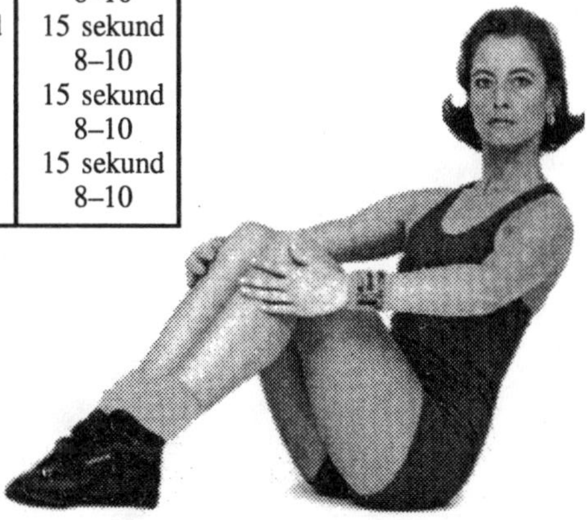

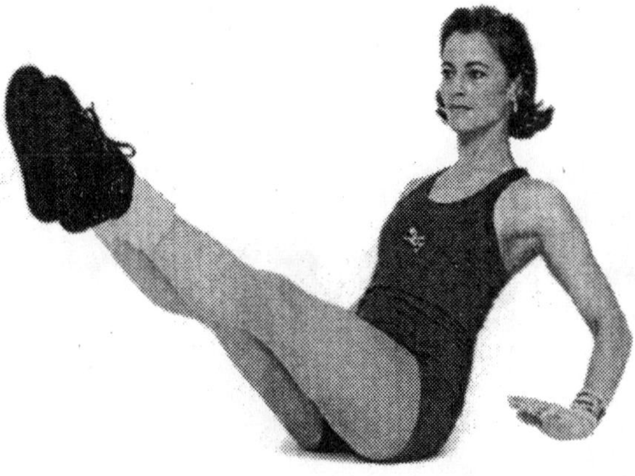

Břicho, boky, vnitřní a přední strana stehen

24

Přednožte. Roznožujte a snožujte.

Variace
– Při snožení nohy překřižte.

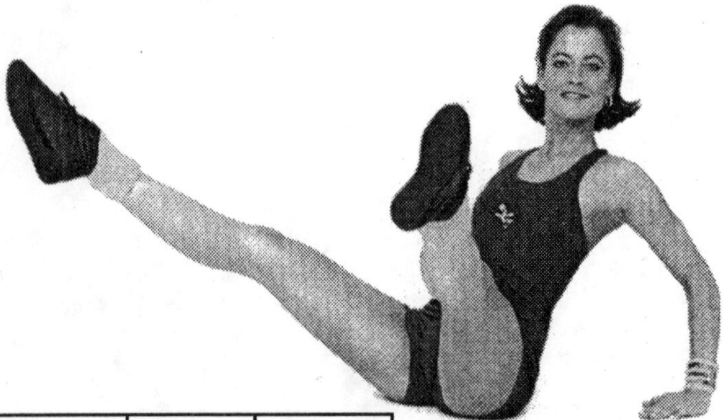

	Stupeň 1	Stupeň 2
Opakování	8–10	8–10
Přestávka	–	15 sekund
Opakování	–	8–10

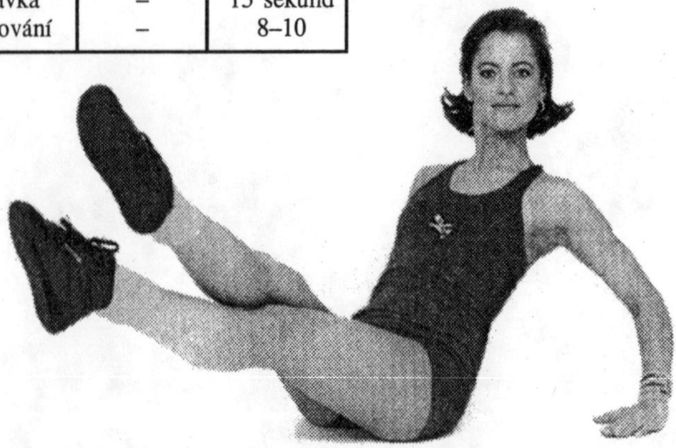

Břicho, boky a přední strana stehen

25

Ohýbejte a natahujte levou nohu. Obě nohy jsou stále ve vzduchu.

Variace

– Cvičení provádějte bez opory rukou.

	Stupeň 1	Stupeň 2
Opakování	8–10	8–10
Přestávka	15 sekund	15 sekund
Opakování	8–10	8–10
Přestávka	–	15 sekund
Opakování	–	8–10
Přestávka	–	15 sekund
Opakování	–	8–10

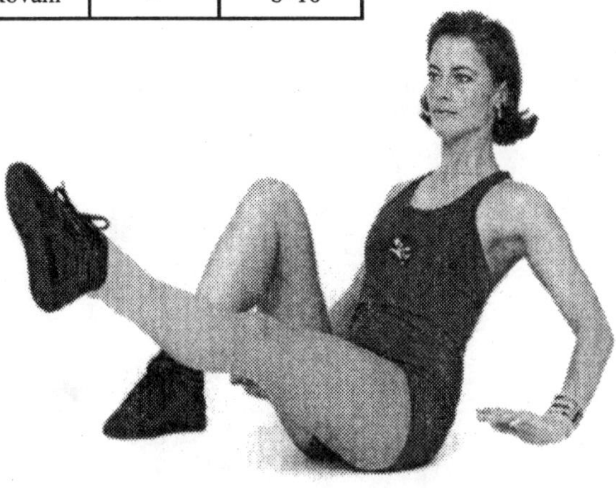

Pás a boky **26**

Vzpažte levou ruku, mírně se ukloňte vpravo. Paži se snažte vytáhnout co nejdál. Během cvičení spočívají obě nohy celým chodidlem na zemi. Paže vyměňte až ve chvíli, kdy pocítíte svalové napětí.

Variace
– Setrvejte několik sekund v krajní poloze.

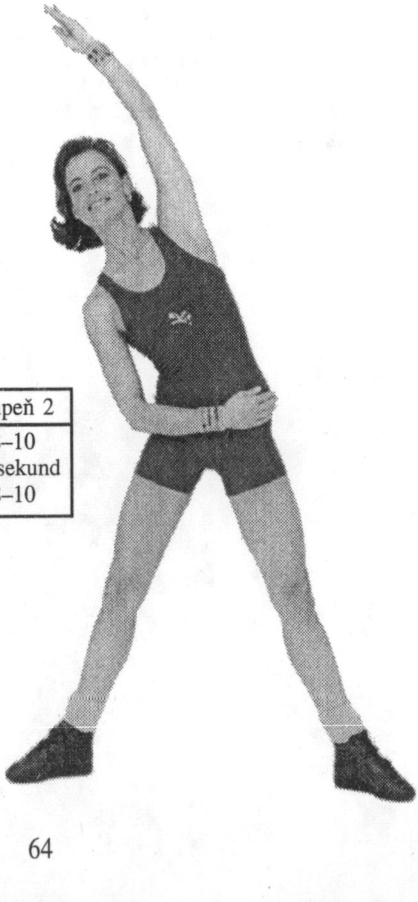

	Stupeň 1	Stupeň 2
Opakování	8–10	8–10
Přestávka	–	15 sekund
Opakování	–	8–10

Pás a boky

27

V mírném stoji rozkročném vzpažte a ruce spojte nad hlavou.
Co nejdál se ukloňte a neotáčejte při tom trupem.

Variace
- V krajní poloze několikrát zapérujte.

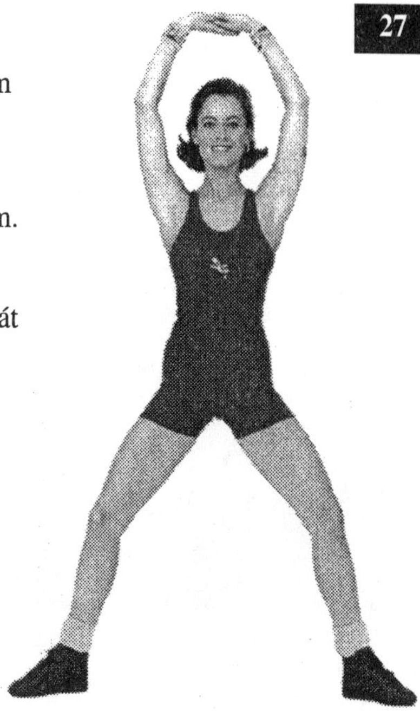

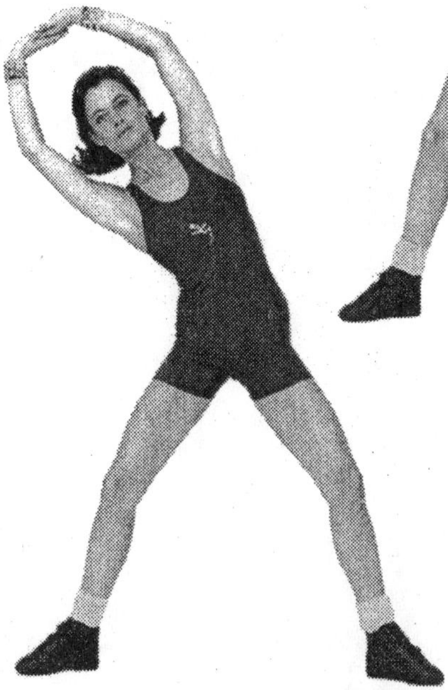

	Stupeň 1	Stupeň 2
Opakování	8–10	8–10
Přestávka	–	15 sekund
Opakování	–	8–10

Pás a boky **28**

V mírném stoji rozkročném se co nejvíc ukloňte. Je důležité, aby úklon byl veden jen do boku.

Variace
– V krajní poloze setrvejte několik sekund.

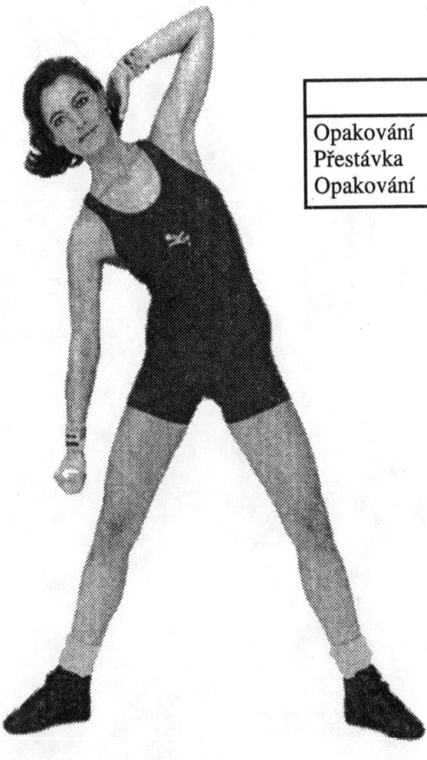

	Stupeň 1	Stupeň 2
Opakování	8–10	8–10
Přestávka	–	15 sekund
Opakování	–	8–10

29

Přednožte pokrčmo a mírným pootočením v kyčlích překlápějte pokrčené nohy napravo a nalevo. Kolena držte u sebe.

Variace

– V krajní poloze setrvejte několik sekund.

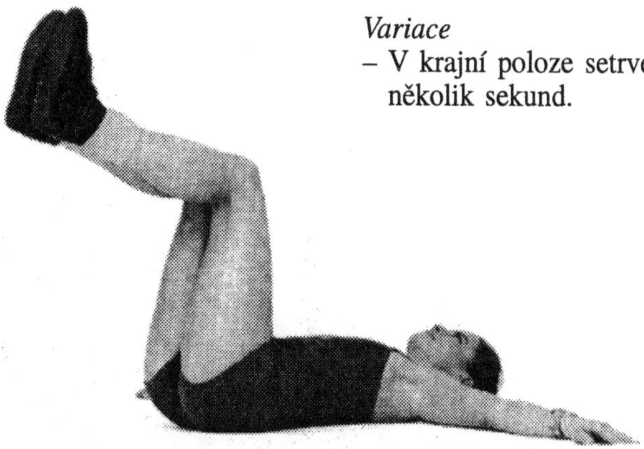

	Stupeň 1	Stupeň 2
Opakování	8–10	8–10
Přestávka	15 sekund	15 sekund
Opakování	8–10	8–10
Přestávka	–	15 sekund
Opakování	–	8–10

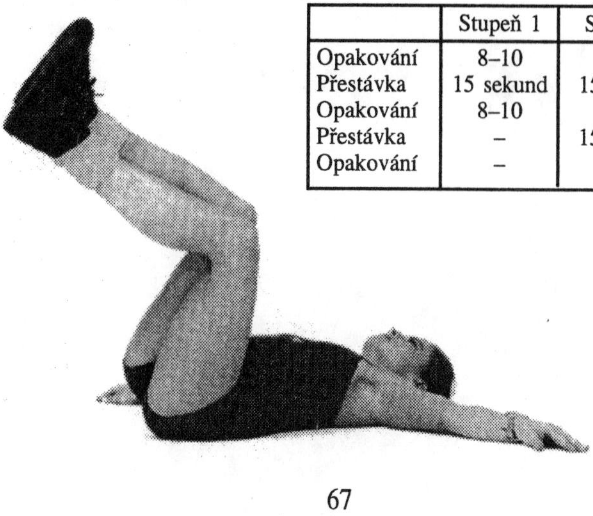

Pás, postranní partie břicha a boků

30

Zvedněte nohy kolmo vzhůru. Pohybem podobným stěrači jimi komíhejte napravo a nalevo. Ramena stále spočívají na zemi.

	Stupeň 1	Stupeň 2
Opakování	8–10	8–10
Přestávka	15 sekund	15 sekund
Opakování	8–10	8–10
Přestávka	–	15 sekund
Opakování	–	8–10
Přestávka	–	15 sekund
Opakování	–	8–10

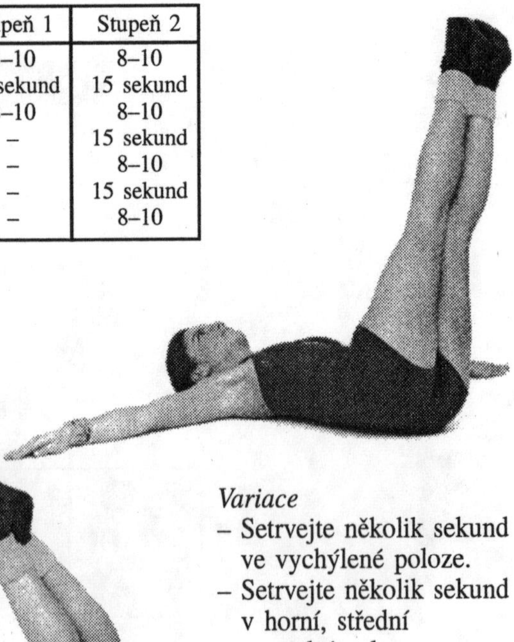

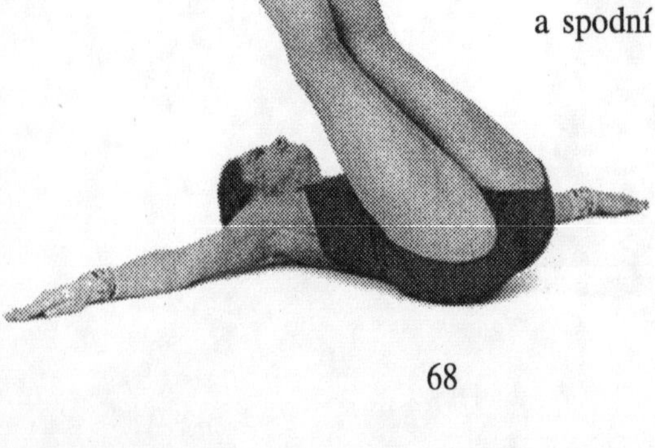

Variace

- Setrvejte několik sekund ve vychýlené poloze.
- Setrvejte několik sekund v horní, střední a spodní poloze.

Postranní partie břicha, pasu a boků

Zvedněte nohy, přitáhněte je k tělu a opět je natáhněte.

Variace
- Vydržte několik sekund s pokrčenýma i nataženýma nohama.

	Stupeň 1	Stupeň 2
Opakování	8–10	8–10
Přestávka	15 sekund	15 sekund
Opakování	8–10	8–10
Přestávka	–	15 sekund
Opakování	–	8–10
Přestávka	–	15 sekund
Opakování	–	8–10

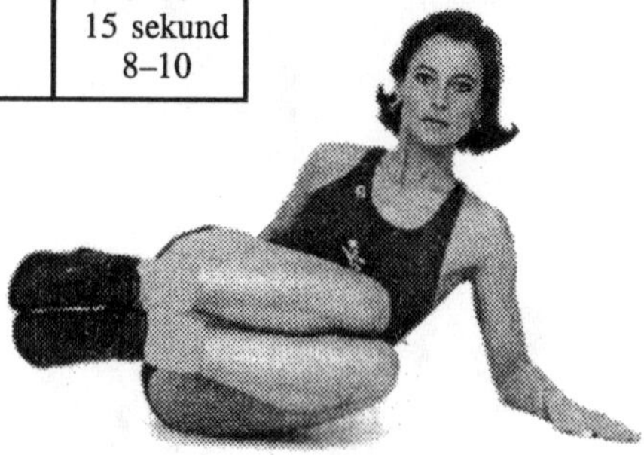

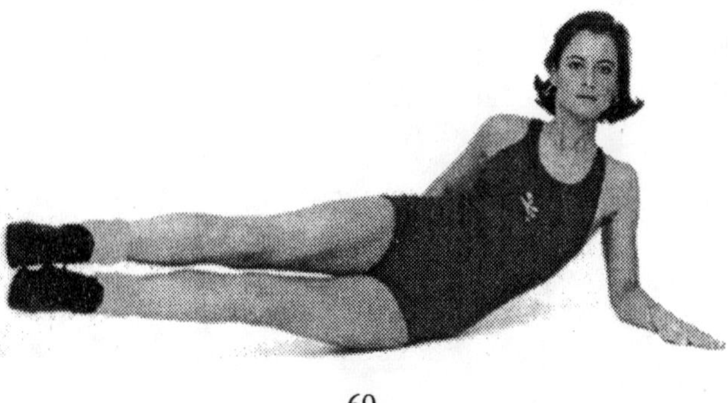

Pás, boky a postranní partie břicha

32

Lehněte si na levý bok, vzpažte pravou ruku, levou rukou se opírejte před tělem. Zvedněte nohy několik centimetrů nad podložku a opět je spusťte na zem.

Variace

– Setrvejte několik sekund v krajní poloze.

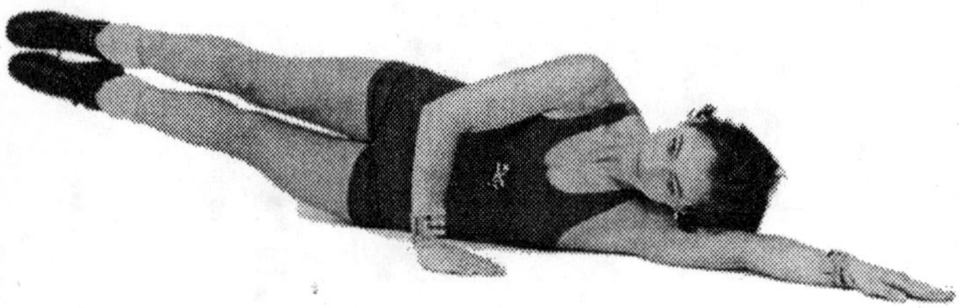

	Stupeň 1	Stupeň 2
Opakování	8–10	8–10
Přestávka	–	15 sekund
Opakování	–	8–10

Nataženou levou rukou udržujte rovnováhu. Nataženou pravou ruku se snažte přiblížit k pravému chodidlu tím, že zvednete trup přes pravý bok. Levá paže zůstává stále natažená.

Variace
- Setrvejte několik sekund v krajní poloze.
- V krajní poloze zvedněte současně obě nohy.

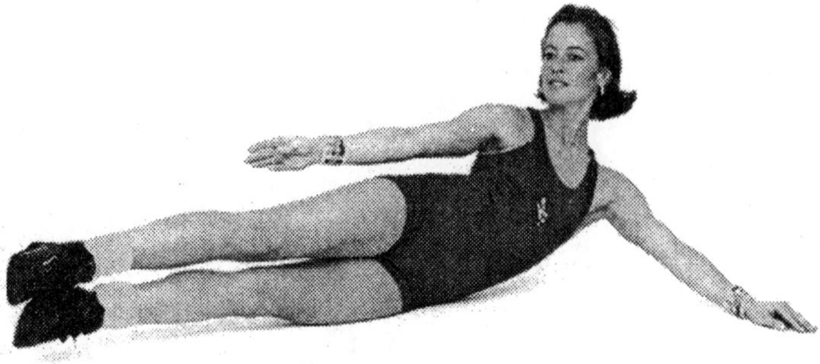

	Stupeň 1	Stupeň 2
Opakování	8–10	8–10
Přestávka	15 sekund	15 sekund
Opakování	8–10	8–10
Přestávka	–	15 sekund
Opakování	–	8–10

Ohněte mírně pravou nohu v koleni a přeložte ji přes levou nohu. Obě paže jsou natažené směrem k chodidlům. Zvedněte mírně trup a opět ho nechte klesnout.

Variace

- Setrvejte několik sekund v krajní poloze.
- Setrvejte několik sekund v horní, střední a spodní poloze.
- Pokrčte obě nohy a zvedněte trup.

	Stupeň 1	Stupeň 2
Opakování	8–10	8–10
Přestávka	15 sekund	15 sekund
Opakování	8–10	8–10
Přestávka	–	15 sekund
Opakování	–	8–10

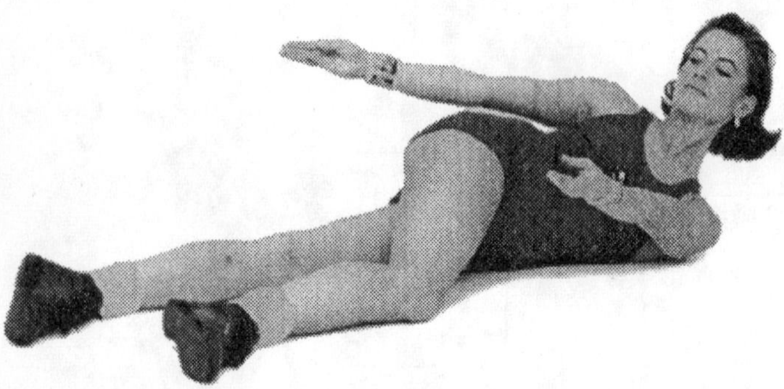

35

Zvedejte pánev nad zem. V krajní poloze zvedněte pravou ruku.

Variace

– Setrvejte několik sekund v krajní poloze.

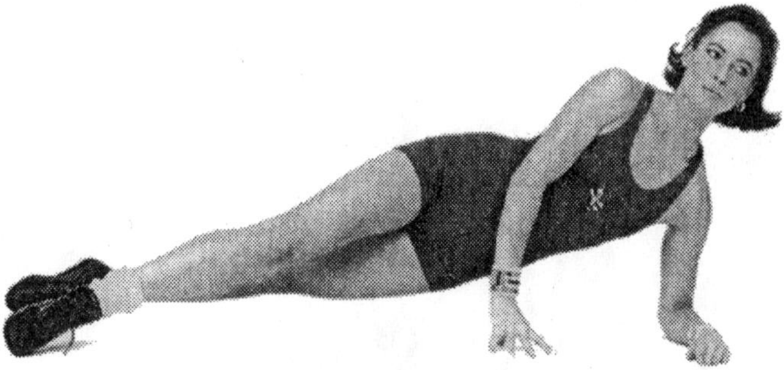

	Stupeň 1	Stupeň 2
Opakování	8–10	8–10
Přestávka	–	15 sekund
Opakování	–	8–10

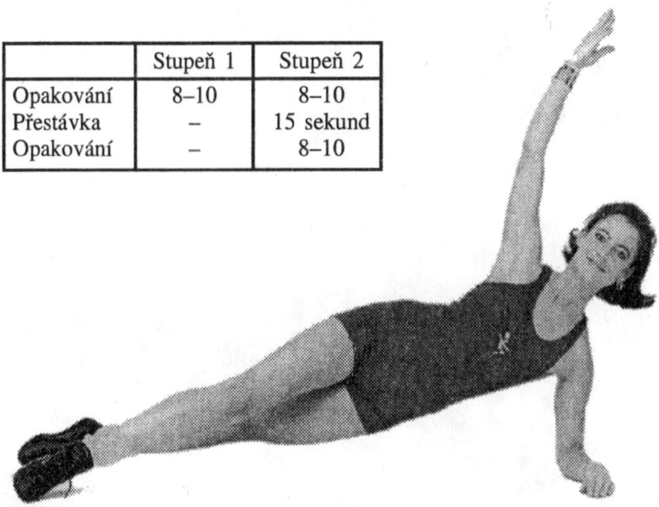

36

Levá noha ohnutá v koleni stojí na zemi. Nataženou pravou nohu zvedněte. Ohýbejte ji v koleni a opět ji natahujte. Při pokrčení přitahujte koleno k hrudníku.

Variace
- V konečné poloze setrvejte několik sekund.
- Snažte se přiblížit loket k ohnutému koleni.

	Stupeň 1	Stupeň 2
Opakování	8–10	8–10
Přestávka	–	15 sekund
Opakování	–	8–10

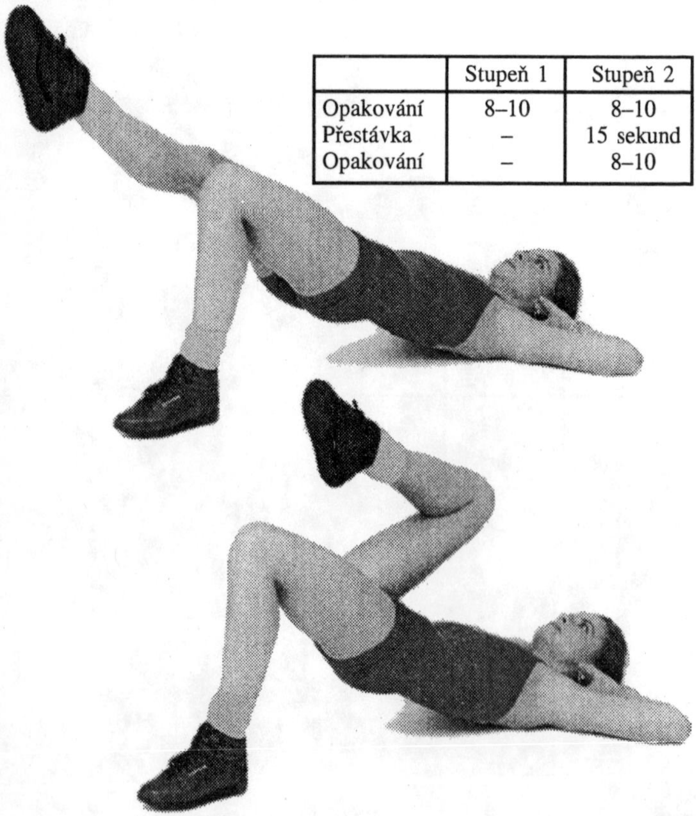

Boky a pás **37**

S rovnými zády zvedněte horní část trupu o maličko výš než do vodorovné polohy a opět s rovnými zády se předkloňte až k zemi.

Variace
- Setrvejte několik sekund v krajní poloze.
- Zdviženým trupem pomalu a kontrolovaně otáčejte napravo a nalevo.

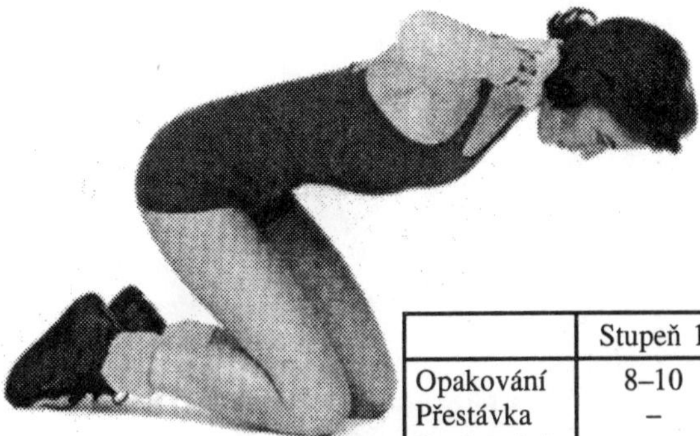

	Stupeň 1	Stupeň 2
Opakování	8–10	8–10
Přestávka	–	15 sekund
Opakování	–	8–10

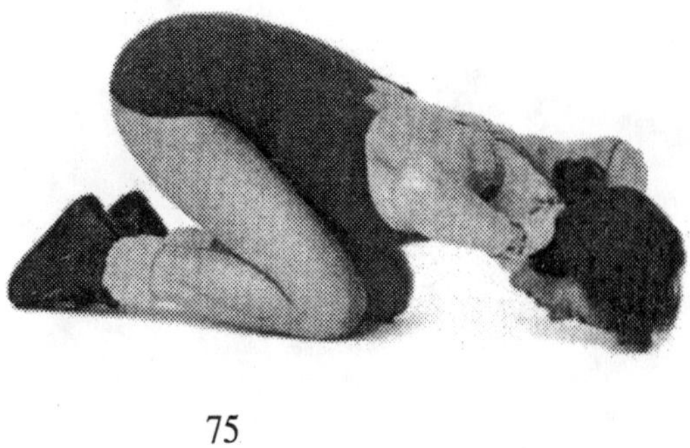

Boky, pás, hýždě

38

V lehu na břiše zvedněte horní část trupu a obloukem zapažujte a vzpažujte. Ruce jsou sevřené v pěst, při předpažení máme pokrčené lokty. Největší napětí byste měly pocítit v hýždích.

Variace
– Setrvejte několik sekund v krajní poloze.

	Stupeň 1	Stupeň 2
Opakování	8–10	8–10
Přestávka	–	15 sekund
Opakování	–	8–10

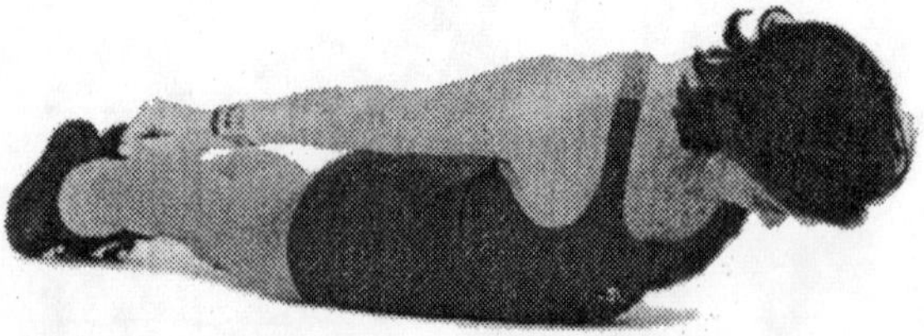

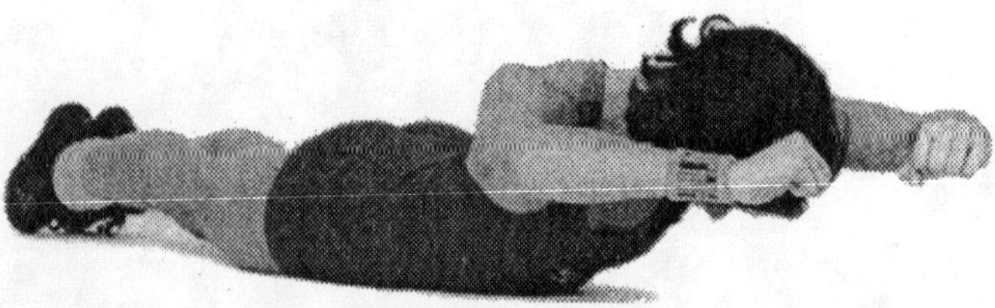

Boky, pás a hýždě

S horní částí trupu zvedněte i jednu nohu.

Variace
- Setrvejte několik sekund v krajní poloze.
- Napjatou nohu vytáčejte v kyčelním kloubu ven a dovnitř.

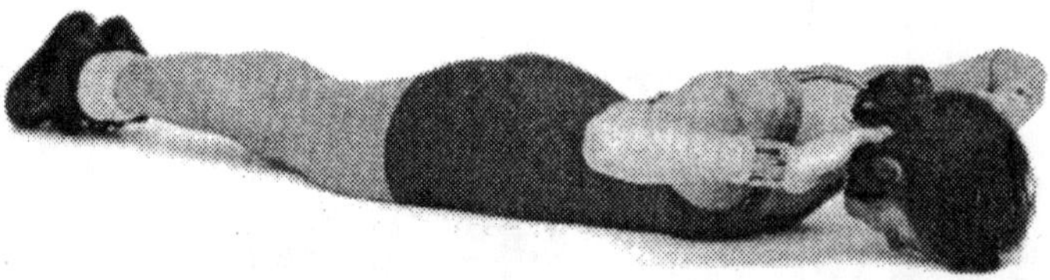

	Stupeň 1	Stupeň 2
Opakování	8–10	8–10
Přestávka	–	15 sekund
Opakování	–	8–10

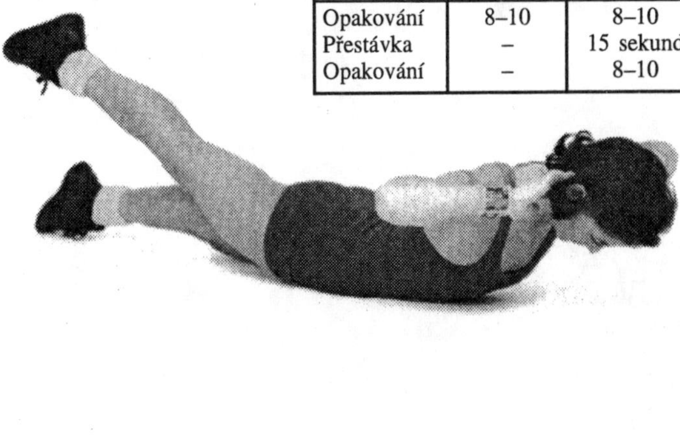

Boky, pás a hýždě

40

Levou ruku si položte hřbetem na čelo. Pravou ruku napněte dopředu a zároveň zvedněte napnutou levou nohu.

Variace

- Setrvejte několik sekund v krajní poloze.
- Při zvednutí vytočte nohu ven či dovnitř.

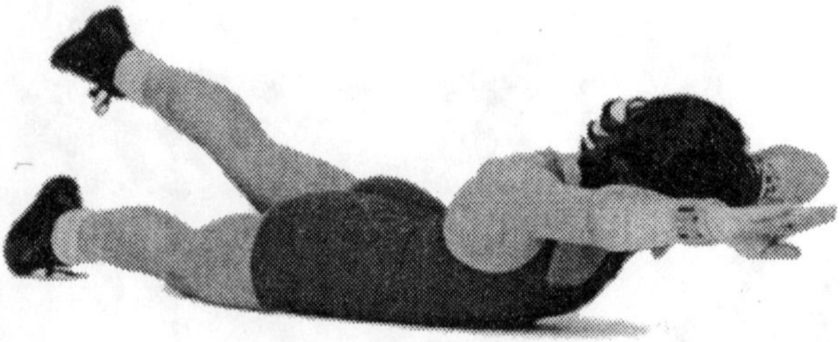

	Stupeň 1	Stupeň 2
Opakování	8–10	8–10
Přestávka	–	15 sekund
Opakování	–	8–10

Boky, pás a hýždě

V lehu na břiše pokrčte nohy v kolenou. Napjaté paže spočívají na zemi v prodloužení trupu. Paže a horní část trupu zvedněte a setrvejte několik sekund v krajní poloze.

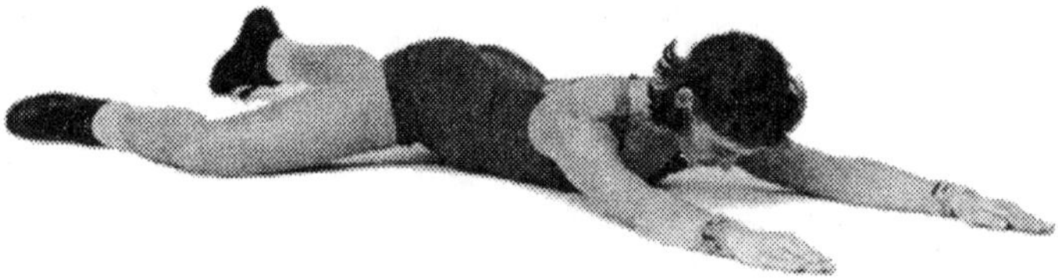

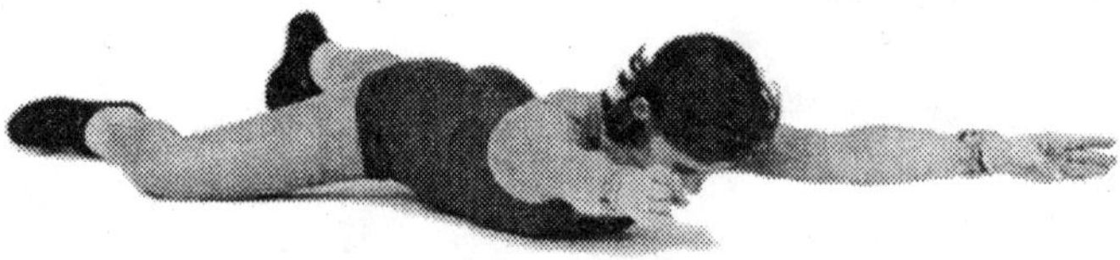

	Stupeň 1	Stupeň 2
Opakování	8–10	8–10
Přestávka	–	15 sekund
Opakování	–	8–10

Břicho, pás a boky

42

Vytáhněte trup z pasu. Až pocítíte napětí, otočte trupem doleva a doprava.

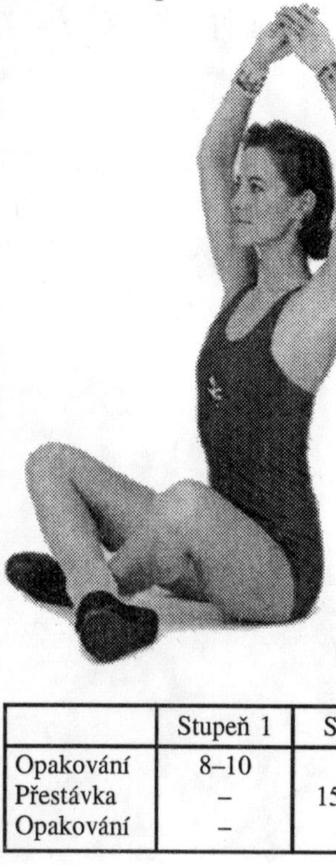

	Stupeň 1	Stupeň 2
Opakování	8–10	8–10
Přestávka	–	15 sekund
Opakování	–	8–10

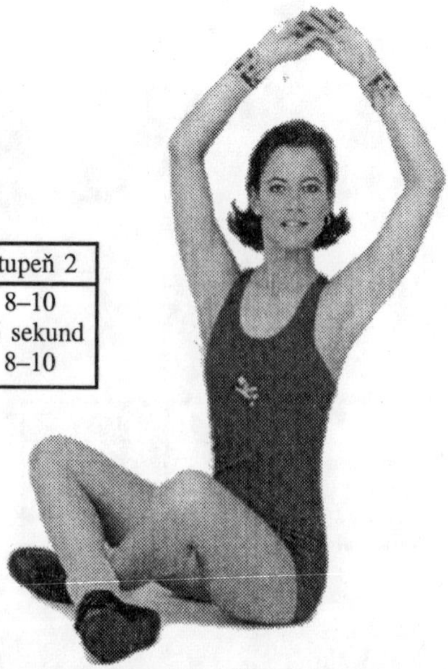

Pás, postranní partie břicha a boků

43

V sedu zkřižmo vzpažte. Jednu ruku lehce pokrčte, druhou se snažte dosáhnout co nejvýš. Trup nevychylujte ze svislé polohy a uvědomujte si napětí ve svalech.

Variace

– Setrvejte několik sekund v krajní poloze.

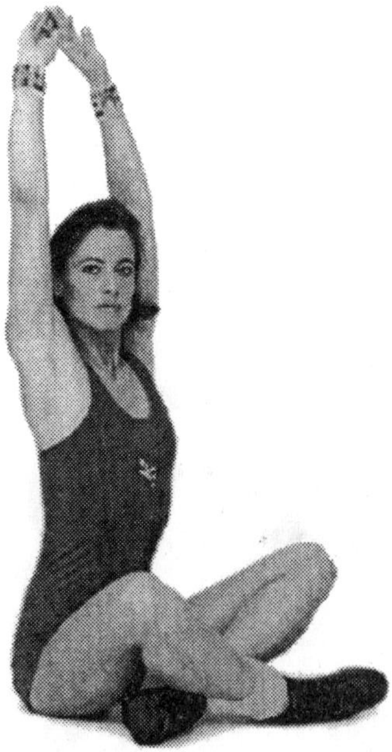

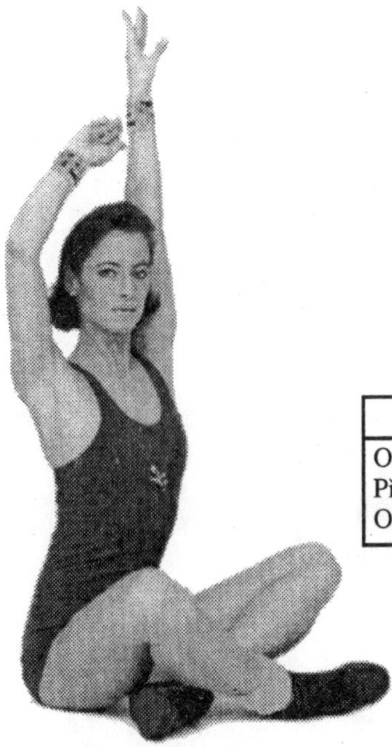

	Stupeň 1	Stupeň 2
Opakování	8–10	8–10
Přestávka	–	15 sekund
Opakování	–	8–10

Uvolnění a protažení

Po náročném cvičení je zapotřebí se tělesně i duševně zregenerovat. Proto byste neměly zanedbat uvolňovací fázi. Cvičení z tohoto oddílu slouží k zotavení a k odplavení zplodin látkové výměny. V žádném případě je nesmíte cvičit s vysokou intenzitou, abyste se místo uvolnění neunavily a nevyčerpaly. Během těchto cvičení odpočívejte! Zaposlouchejte se do svého těla, zejména při protahovacích cvicích. Svůj trénink ukončete tak, abyste měly chuť zkusit to i podruhé.

Uvolnění

1

Přitáhněte nohy co nejvíce k tělu. Uchopte rukama bérce a přitáhněte hlavu ke kolenům. Setrvejte několik sekund v této poloze a uvědomujte si uvolňující působení tohoto cvičení.

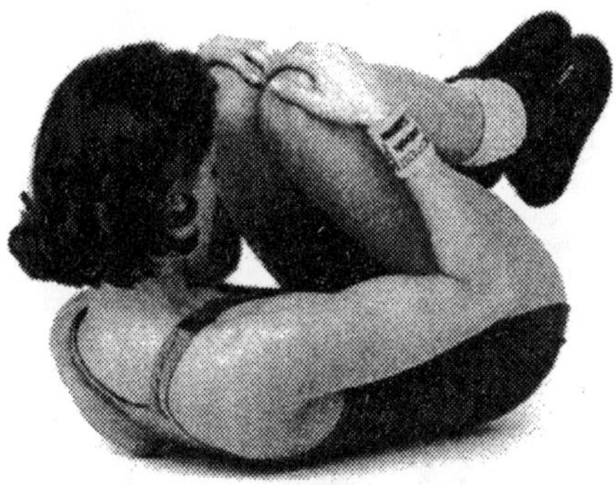

Doba cvičení	Přestávky
3krát 30 sekund	20 sekund

Uvolnění

2

Zvedněte hýždě a trupem sklouzněte dopředu. Uvědomujte si protažení v krajině hrudníku, paží a ramen.

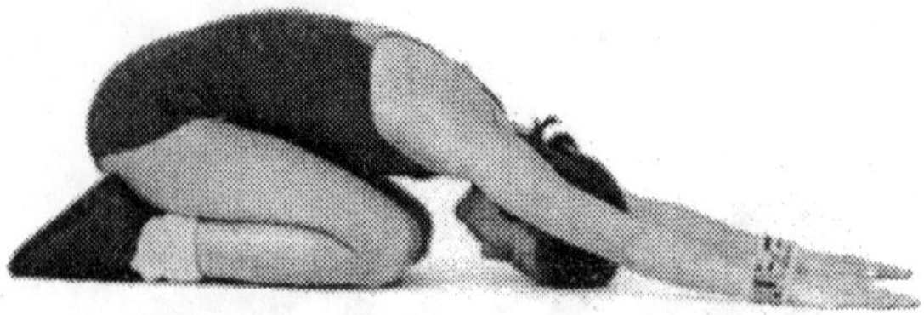

Doba cvičení	Přestávky
3krát 30 sekund	20 sekund

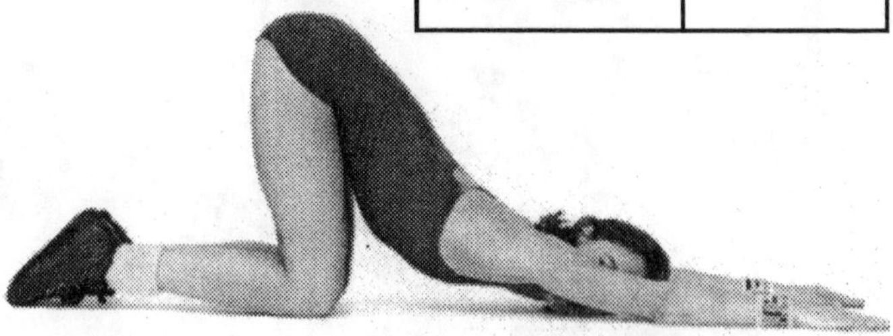

Uvolnění

3

Pokládejte kolena střídavě nalevo a napravo. Po celou dobu cvičení spočívají ramena na zemi.

Doba cvičení	Přestávky
3krát 30 sekund	20 sekund

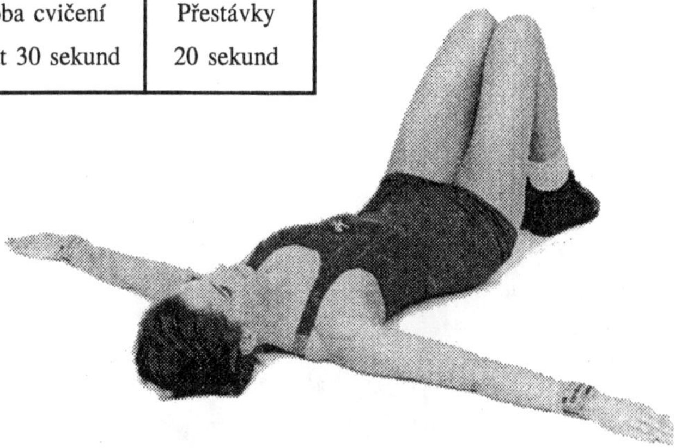

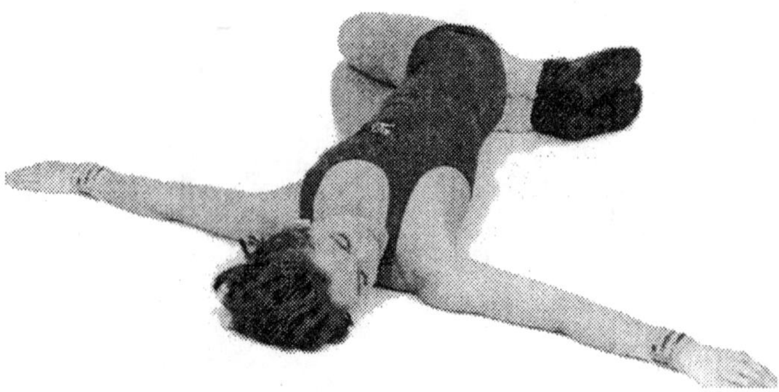

Uvolnění

4

V lehu na zádech pokrčte nohy v kolenou, vzpažte a zcela se uvolněte.

Doba cvičení	Přestávky
3krát 30 sekund	20 sekund

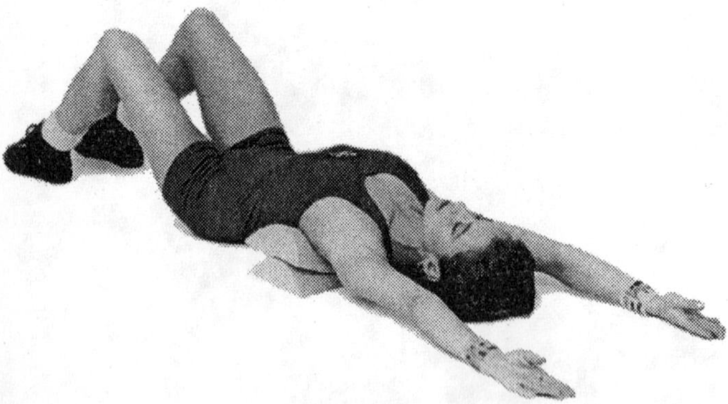

Uvolnění

5

Uklánějte se pomalu vlevo a vpravo, až ucítíte napětí v postranních partiích

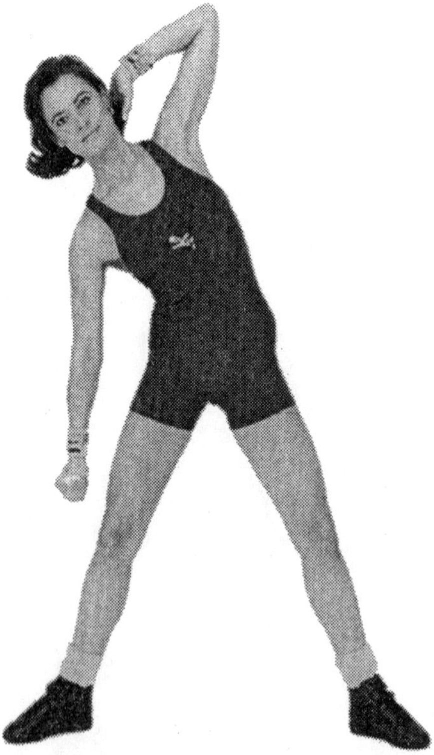

Doba cvičení	Přestávky
3krát 30 sekund	20 sekund

Cvičební programy

PROGRAMY PRO 1. STUPEŇ

Desetiminutový program pro začátečnice

zahřátí	vlastní cvičení	uvolnění
1	1	1
3	5	2
9	8	3
	15	
	26	
	32	
	38	
	43	

Dvacetiminutový program pro začátečnice

zahřátí	vlastní cvičení		uvolnění
1	1	25	1
3	5	26	2
8	8	31	3
	9	32	
	10	38	
	15	39	
	20	43	
	23		